順四季、顧五臟！

24節氣挑食養生法

李錦秋◎著

**春、夏、秋、冬，補養大不同，
吃錯季節，百病蔓生。**

一年四季該如何篩選飲食？24節氣有哪些明星養生食物？
100餘種食材知識大匯整，一對一圖解，
讓你跟著節氣吃不生病！

清明
穀雨

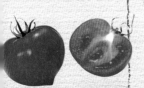
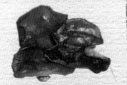

霜降
立冬

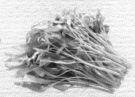

立夏
小滿

小雪
大雪

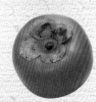

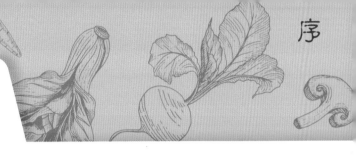

春夏秋冬的養生大智慧

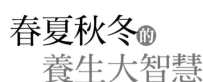

　　早在兩千多年前的《黃帝內經》中，就提出了「人與天地相參，與日月相應」的「天人合一」理念，老祖宗認為人類與自然界是統一的完整體；「春生、夏長、秋收、冬藏，氣之常也，人亦應之」點出了養生必須順應四季來「司歲備物」。儒家孔老夫子也曾經教導百姓：「不時，不食。」藥食同源，食物和藥物一樣，具備防治疾病的影響力。吃下肚的食物，與我們的健康息息相關，飲食是養生不可忽視的重要部分，依據食物的性味及功效，順應二十四節氣更迭變換的規律，量身打造、對症飲食，進而使人體平衡地攝取營養素，減少疾病發生率，就是「食療養生」。

　　春、夏、秋、冬，四季中的溼度、溫度，以及時令蔬果，都有不同的屬性與功能。例如，為什麼人們喜歡在夏季來碗綠豆湯？因為綠豆能清熱解暑；為什麼羊肉爐總是在入冬後才開始營業？因為它們可以增強機體抵禦寒冷的能力；為什麼春季要多食用蔬菜？因為豐富纖維質有助淨化血液、恢復疲勞。

　　除此之外，台灣農業栽種技術成熟，加上大量蔬果進口，不少民眾發現，食材似乎已經越來越難分季節，許多品種幾乎一年四季都出現在市場上任君挑選；其實，業者們為了克服跨季節生長及跨區運輸的困難，往往噴灑較多農藥來防止這些農作物的蟲害，甚至是使用化學藥劑催熟或保鮮。當我們將非時令的蔬果吃進肚子裡去，不僅僅是違背了大自然的營養原則，成為環境污染的幫兇，更蒙上食安危機的陰影，身體當然跟著出毛病。

　　本書介紹了一年四季的飲食療養原則、二十四節氣的時令推薦食材，採用一對一圖解的方式，詳細介紹了 100 餘種食物的性味、功效、宜忌、特點，並獨家收錄行之有效、價值匪淺的「時令食譜」，為讀者提供了不同節氣裡的日常烹飪參考，希望能夠幫助大家輕鬆掌握每一節氣唾手可得的養生食材，陰陽調和、強身健體、百毒不侵、袪病延年。

Contents

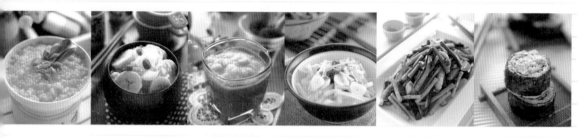

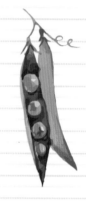

Part 3
夏季養心，
這樣吃消火氣！

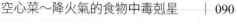

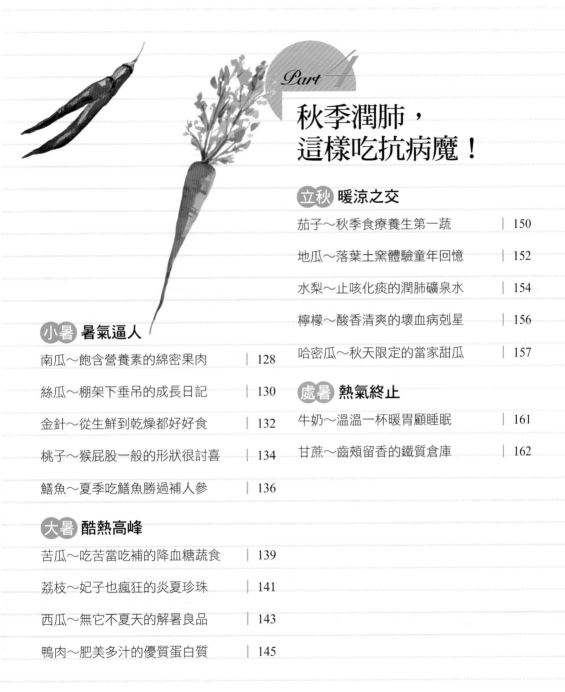

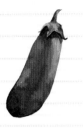

Part 5

冬季補腎，
這樣吃好體力！

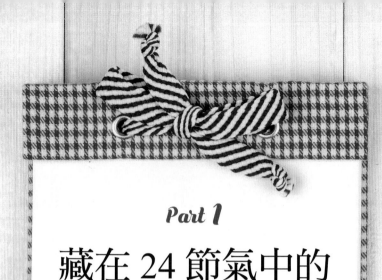

Part 1

藏在 24 節氣中的 飲食祕密

24 節氣在秦漢時代訂定,把一年內太陽在黃道上的位置變化,按次序分為 24 個時間點,而兩個節氣之間約莫間隔半個月。

依老祖宗經驗的累積,歸納出不同節氣當中氣候將產生的變化,以適時進行農事、調整飲食起居,不僅為一般農民所應用,24 節氣至今已融入民間生活,作為一年四季選擇食材時,最具參考價值的基準。

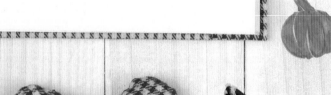

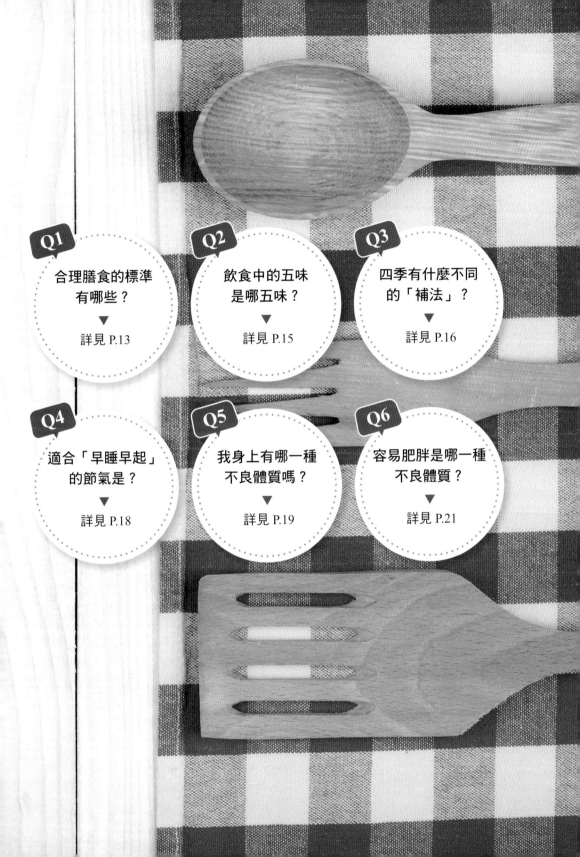

吃錯食物
是生病之根源

俗話說「病從口入」，不當的飲食習慣，正是生病之源。唐代名醫孫思邈在《千金要方‧食治》裡說過：「安身之本，必資於食。……不知食宜者，不足以存生。……是故食能排邪而安臟腑，悅神爽志以資血氣。若能用食平病，釋情遣疾者，可謂良工。」可見瞭解食物性味宜忌，結合體質和時令養生，對身體健康至關重要。

每日的熱量攝取不足，會導致孩童生長發育遲緩，甚至停滯；上班族加班超時與過勞，三餐隨便打發掉，飲食失去平衡，容易導致心血管疾病上身；青少年身體缺乏維生素 B_1，會引起急躁和失控行為；銀髮族攝取的維生素 B_{12} 不足，會出現抑鬱、妄想的傾向；女性減肥不吃米飯，過度以蔬菜水果當作主食，將引起嚴重便秘……以上種種，都是飲食不均衡帶來健康威脅的例子。

● 合理膳食標準

所謂的「合理膳食」就是指吃什麼、怎麼吃，才能夠滿足人體各種生理活動的需要，保證營養均衡，維持身體健康。

營養師根據「美國健康食品指南」，提出了下列要項：

1. 食物多樣化，以穀類為主，粗細搭配。
2. 定期運動，維持健康的體重。
3. 多多攝取蔬菜水果和薯類。
4. 三餐分配要合理，吃不過量。
5. 每日攝入奶類、大豆類製品。
6. 天天飲足量水，謹慎選擇飲料。
7. 經常吃適量的魚肉、禽肉、蛋、瘦肉。
8. 吃零食要節制，如飲酒應該限量。
9. 減少烹調過程中油的用量，飲食清淡、少鹽。
10. 選擇新鮮衛生的食物。

● 按體質量身打造飲食

食物有「寒」、「涼」、「溫」、「熱」等等屬性；寒涼食物吃下肚後，人體會產生清涼感，如果熱性體質者吃這一類型的食物，將具有滋陰、祛熱、生津、解暑、瀉火、涼血……等的良好作用；而假如為體質虛寒，食用寒涼食物不知道要節制，身體就會陣陣發涼，手腳摸起來異常冰冷，甚至毛病繁生。

● 食材搭配有禁忌

在人體消化、吸收、代謝的一連串過程中，某些食物的營養素和化學成分相互影響，會導致營養物質缺乏、不平衡，甚至引起體內毒素的累積。

例如，茶葉含有鞣質，能夠干擾人體對食物中鐵元素的吸收；菠菜含有草酸，會降低人體對食物中鈣元素的吸收；牛乳與醋相克，混合在一起飲用會引發腹部不適，這是因為兩者在人體胃部經過化學反應後，會結成塊，妨礙消化；螃蟹與柿子也是彼此不相容的，柿子富含單寧酸，螃蟹則富含鈣與蛋白質，二者搭配食用，會讓人嘔吐、腹痛。

● 順應季節的挑食方針

除了要考慮個人體質、食材屬性以外，季節亦是飲食調配的一大重點；氣候炎熱的夏天，選擇溫熱的食物，人體會更加燥熱、心煩、口渴；寒冷的冬天吃溫熱的食物，卻能發揮助陽、溫經、散寒、活血、通絡……等等功用。例如：米酒、生薑、大蔥、韭菜、荔枝、榴槤，都屬於溫性、熱性的食物。

古人講究「天人合一」，認為人類與自然界是一個完美的整體，當四季的濕度、溫度有變化，時時刻刻都在影響著我們的生理節律，所以飲食務必要順應季節，符合吃的遊戲規則，將每個季節化作強身轉運的契機。

飲食中的四氣

現代營養學研究食物的營養成分，古代醫學飲食養生則講究食物的性味，食物的性味主要是指四氣，即寒、熱、溫、涼，一般微寒歸涼，大溫歸熱，寒涼，可以清熱、解毒、涼血、滋陰。溫熱，可以溫中、散寒、助陽、補火。性溫和的則稱為平性。

在烹製食物時，要注意食物的性味和品種選擇，任何一種食物無論有多麼好吃，都不宜過食，否則就會危害健康，膳食平衡極為重要。

● 認識食物的四氣

四氣	功效	適合體質	代表食物
溫性	溫性之飲食有助於溫熱、散寒，具有溫中祛寒、健脾和胃等功效。	適合寒證患者或虛證患者，或寒性體質者亦可常食。	雞肉
熱性	熱性之飲食有助於溫熱、散寒，具有溫中祛寒、健脾和胃等功效。	適合寒證患者或虛證患者，或寒性體質者亦可常食。	青椒
寒性	寒性之飲食有助於鎮靜、清涼，還可以發揮瀉火、解毒、清熱等作用。	適合熱證患者或實證患者，或熱性體質者亦可多食用。	螃蟹
涼性	涼性之飲食有助於鎮靜、清涼，還可以發揮瀉火、解毒、清熱等作用。	適合熱證患者或實證患者，或熱性體質者亦可多食用。	白蘿蔔
平性	平性之飲食，具有健脾和胃、強壯補虛等功效。	任何體質皆合適，寒證患者、熱證患者都可食用。	鯉魚

飲食中的五味

有《五味篇》曰：「穀有五味……各有所宜……以溉五臟」，強調「毒藥攻邪，五穀為養，五果為助，五畜為益，五菜為充，氣味和而服之，以補益精氣」。

而所謂的五味，指的是辛味、甘味、酸味、苦味、鹹味。味道不一的食物，有著相異的功效，同時，它們分別作用於人體不同臟腑。甘味補虛緩急；酸味收斂固澀；苦味降泄燥濕；鹹味軟堅潤下；辛味發表行散。

認識食物的五味

五味	功效	對應器官	溫馨提示	代表食物
苦	有助燥濕除煩、清熱解毒、瀉火通便、利尿。	心臟	過食易造成消化不良、嘔吐、腹瀉、口乾舌燥。	苦瓜
酸	有助於增進食慾、健脾開胃、固表止汗、斂肺止咳、澀腸止瀉。	肝臟	過食酸味食物易疲勞、使消化功能產生紊亂、增加患潰瘍病的機率。	烏梅
甘	有助於補養身體、緩解肌肉疲勞、調和脾胃、止痛、解毒。	脾臟	過食易使人體血糖升高、生痰等，甚至會因痰阻心脈而生病。	雞蛋
辛	可以祛風散寒、舒筋活血、刺激胃腸蠕動、增加消化液分泌、促進血液循環速度。	肺臟	過食易上火、引起便祕，還可能導致急、慢性胃病、潰瘍病及痔瘡。	薑
鹹	有助於軟堅散結、調節人體新陳代謝、溫肝補腎、通便瀉下。	腎臟	過食易引起腎臟疾病及心腦血管疾病。	海帶

為什麼要跟著四季吃？

在中國傳統文化中，按四季養生是極為獨特的一環，是養生智慧中順天而行的總結，也就是依循著節氣來養生，什麼節氣該吃什麼東西、該幾點鐘上床睡覺、該留心哪些疾病復發、該做什麼運動，都有一番深刻的道理。

不同季節的氣候變化，會對人體產生不同的影響。飲食養生的總原則是「辨證施膳」，因時、因地、因人而異。按照季節分為春、夏、秋、冬，夏秋之間，劃出了長夏這一時節，於是就有了「四季五補」之說。

長夏 時值夏秋之際，天氣下降，地濕上蒸，濕熱蘊蒸，內應脾臟。應採用淡滲之品利濕健脾，以達到氣血生化有源，適宜「淡補」。

夏 日炎熱，萬物繁茂，人體喜涼，內應心臟，應採用清淡、清熱之品，調節人體陰陽氣血，適宜「清補」。

秋 季陽氣收斂，氣候乾燥，內應肺臟。應進行陰陽平衡的滋補，以調節臟腑功能的失調，適宜「平補」。

陽氣漸盛

陽氣極盛

春 天陽氣初生，大地復甦，萬物生髮向上，內應肝臟，應充分調動人體的陽氣，使氣血調和，適宜「升補」。

陰氣極盛

陰氣漸盛

冬 季天氣寒冷，陽氣深藏，內應腎臟。根據冬季封藏特點，以溫熱之品來滋補人體氣血陰陽不足，適宜「溫補」。

二十四節氣的飲食調養

二十四節氣，是把一年內太陽在黃道上的位置變化，加上所引起的地面氣候演變次序，分為二十四個區段，每一區段約相隔半個月左右，並分別落在十二個月裡面。

這二十四個節氣的名稱和順序是：「立春」、「雨水」、「驚蟄」、「春分」、「清明」、「穀雨」、「立夏」、「小滿」、「芒種」、「夏至」、「小暑」、「大暑」、「立秋」、「處暑」、「白露」、「秋分」、「寒露」、「霜降」、「立冬」、「小雪」、「大雪」、「冬至」、「小寒」、「大寒」。

● 春夏養陽，秋冬養陰

所謂的節氣養生，是順應二十四節氣的陰陽變化，參考其規律和特點，調節人體各部分臟腑的機能，從而達到健康與長壽的養生目的。

比方說，順應春夏生長之陽氣盛的特點而「養陽」，順應秋冬收藏之陰氣盛的特點而「養陰」，也就是我們通常所說的「春夏養陽，秋冬養陰」。

● 順應節氣，遠離疾病

節氣的變化，會直接對人體調節造成影響，如果節氣反常，必將影響生命體的正常氣血運行，造成人體節律紊亂、陰陽失調，嚴重者導致疾病纏身。

在不同的節氣當中，生活起居、飲食選擇也都必須要因時而異，要根據不同的特點來進行身體各方面的保養，採取不同的養生措施。

四時陰陽的有序變化是世間萬物的終始，是死與生的根本。違背這個根本，就會災害叢生，順從它，便不會產生疾病，也就是掌握了養生之道。

二十四節氣養生詩

立春
立春時節萬物蘇，
防風禦寒遲減服，
減酸增辛防毒浸，
養陽護肝莫焦躁。

驚蟄
驚蟄桃紅春雷動，
養血益脾調肝氣，
戒酸益辛通腸胃，
早睡早起健步走。

清明
清明景和放紙鳶，
造林掃墓祭先賢，
群芳爭妍防過敏，
平肝補腎扶正氣。

雨水
雨水要防倒春寒，
省酸益甘養脾氣，
草木萌發發宿病，
活血解鬱祛痰濕。

春分
春分時節暖融融，
舒暢情志多遊園，
養肝潤肺調脾胃，
陰陽平衡食清淡。

穀雨
穀雨時節雨水多，
風濕侵體暗病生，
健脾祛濕生陽氣，
養筋健骨補肝腎。

立夏
立夏防風護心膽，
減苦增辛血氣通，
飲食溫暖勿大飽，
子午睡好健康保。

芒種
芒種炎熱邪氣重，
晚睡早起勤洗澡，
清補食療多蔬果，
健脾化濕養胃氣。

小暑
小暑時節三伏天，
冬病夏治療宿疾，
補肺益腎忌下利，
甯心靜氣平補葆。

小滿
小滿時節粥當飯，
運動適度心懷寬，
增酸減苦養陰精，
利濕清熱忌膏粱。

夏至
夏至節後陰氣生，
心悸口渴防悶燥，
益氣養陰護心神，
酸甘生津淡滋味。

大暑
大暑濕熱胃納差，
清熱解暑綠豆汁，
益氣生津莫貪涼，
活血通脈消暑氣。

立秋
立秋時節入長夏，
濕滯熱傷脾和腸，
清暑祛濕不可少，
養肝和胃保康寧。

白露
白露秋燥易傷肺，
口燥咽幹皮膚坼，
大汗傷津枯二腸，
養陰潤肺多飲水。

寒露
寒露天涼菊花黃，
運動保健暖暖腳，
燥氣當令傷肺腎，
滋陰潤燥不可少。

處暑
處暑要防秋老虎，
清熱安神子午眠，
陽氣收斂防秋燥，
減辛增酸益陰精。

六種不良體質的食材宜忌

🌏 氣虛型體質

	氣虛型人
辨識特徵	肌肉不發達、聲音小、中氣弱、情緒不穩、膽小、容易疲乏、精神不振、容易出汗，一年四季都容易感冒，而且病程長。
養生建議	不宜多食甜膩、刺激性強的食物，此外，氣虛者大多內寒，應避免食用生冷食物，日常飲食以「溫熱性」食物為主。
禁忌食物	白蘿蔔、大蒜、薄荷、紫蘇葉、蕎麥、茶葉、蠶豆、荸薺、芹菜、黃瓜、豆芽、海帶、紫菜、蓮藕、芥菜、苦瓜、空心菜、西瓜、香瓜、梨子、柳丁、柚子、楊桃、柿子、菊花、香菜、螃蟹、蛤蠣、蚌類。
補益食材	小米、豌豆、蝦子、牛肉、雞肉、馬鈴薯、紅蘿蔔、蘋果、茄子、葡萄、鱔魚、花椰菜、香菇、地瓜、糯米、豇豆、草莓、南瓜、紅棗、山藥。

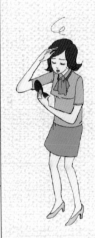

🌏 血虛型體質

	氣虛型人
辨識特徵	臉色枯黃蒼白、唇爪淡白、頭暈乏力、眼花心悸、失眠多夢、大便乾燥、婦女經期遲來、經血量少顏色淡、口水分泌量少、易生舌苔、脈搏微弱。
養生建議	如果你是血虛型體質的人，建議盡量少吃辣椒、肉桂、胡椒、芥末……等辛辣的熱性食物；也不適合飲用濃茶。
禁忌食物	生薑、大蒜、青蔥、羊肉、白蘿蔔、荸薺、白酒、薄荷、菊花、檳榔。
補益食材	葡萄、芹菜、菠菜、龍眼、蓮藕、茼蒿、奇異果、黑木耳、紫米、紅棗、櫻桃、桑葚、香菇、秀珍菇、莧菜、絲瓜、荔枝、海參、鴨肉、松子、黑豆、紅蘿蔔、百合。

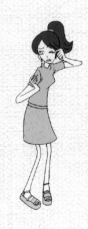

🌰 陰虛型體質

陰虛型人	
辨識特徵	體形瘦長、面色潮紅、皮膚偏乾、容易長皺紋、性情急躁、外向好動、手心腳心易出汗、眼睛乾澀，容易眼花、眩暈、耳鳴、睡眠差。
養生建議	陰虛體質應避免夜生活，盡量在午夜12點之前就寢；此外，要嚴格控制菸酒，避免出汗過多，並且少吃辛溫香燥食物。
禁忌食物	羊肉、辣椒、大蔥、洋蔥、蒜苗、大蒜、韭菜、胡椒、芥菜、花椒、肉桂、茴香、瓜子、荔枝、楊梅、龍眼肉、栗子、南瓜、香菜。
補益食材	白菜、豬肉、番茄、西瓜、黃瓜、白木耳、香蕉、甘蔗、茄子、蓮藕、芋頭、橄欖、百合、莧菜、蜂蜜、荸薺、小米、海參、桃子、鴨肉、紅蘿蔔、金針、絲瓜、鯽魚、茼蒿。

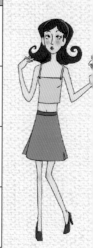

🌰 氣滯型體質

氣滯型人	
辨識特徵	性格內向、憂鬱寡歡、心胸狹窄，舌頭的顏色較為暗沉，咽部經常有異物梗阻的感覺，情緒波動時，特別容易腹痛、腹瀉。
養生建議	倘若為氣滯型體質的人，宜選擇那些具有行氣、活血功效的飲食，例如：蔬菜、柑橘類水果，或者是某些帶有酸味的食物，並且減少鹽巴的攝取量。
禁忌食物	奶油、鰻魚、蟹黃、地瓜、芋頭、山藥、黃豆、蠶豆、栗子、糯米、紅棗、花生、龍眼、烏梅、蓮子、蜂蜜。
補益食材	花椰菜、芹菜、洋蔥、番茄、黑木耳、菊花、黑米、金針、鳳梨、紫菜、柚子、白蘿蔔、檸檬、香菜、青椒、橘子、馬鈴薯、黑豆、芥菜、香菇、桃子、韭菜、生薑、豌豆、青江菜、荔枝、鱔魚。

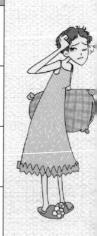

🌐 瘀血型體質

瘀血型人	
辨識特徵	較瘦、皮膚偏暗、色素沉澱、眼眶晦暗、性情急躁、易焦慮、健忘。若為女性容易有痛經症狀，或經血顏色深，伴有血塊。亦容易引發中風、心臟病。
養生建議	建議瘀血型體質的人，以「溫熱性」食材進行養生，促進血液運行，加速新陳代謝。活血的同時，可適當補血；除此之外，少吃酸澀、寒涼食物。
禁忌食物	地瓜、花生、芋頭、蠶豆、黃豆、糯米……等等，還有舉凡是偏屬肥膩的食物，亦盡可能地避免食用。
補益食材	柳橙、小麥、木瓜、青花菜、海參、玉米、蒜苔、韭菜、栗子、芒果、蓮藕、香菇、洋蔥、絲瓜、黑米、紅蘿蔔、龍眼、空心菜、葵花籽、茄子、黑木耳。

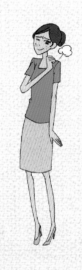

🌐 痰濕型體質

痰濕型人	
辨識特徵	肥胖、腹部鬆軟、皮膚油脂多、眼泡微浮、多汗，性格溫和、豁達、有耐心；身體上容易出現胸悶、痰多、睏倦等毛病；通常偏好重口味。
養生建議	如果是屬於痰濕型的體質，此種人最好少吃甜食和油膩的食物，反之，適合多吃一些新鮮的蔬菜、水果和穀物類食物。
禁忌食物	飴糖、紅棗、柚子、枇杷、李子、甲魚、酒……等等酸澀、肥甘食物，最好都通通避免，此外也不宜多吃鹽巴。
補益食材	山藥、青椒、白菜、秀珍菇、薏仁、甘蔗、苦瓜、橘子、茼蒿、黃瓜、馬鈴薯、柿子、綠豆、冬瓜、香菇、玉米鬚、竹筍、高粱、紅豆、芥菜、南瓜、蘋果。

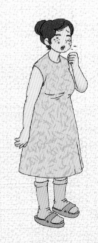

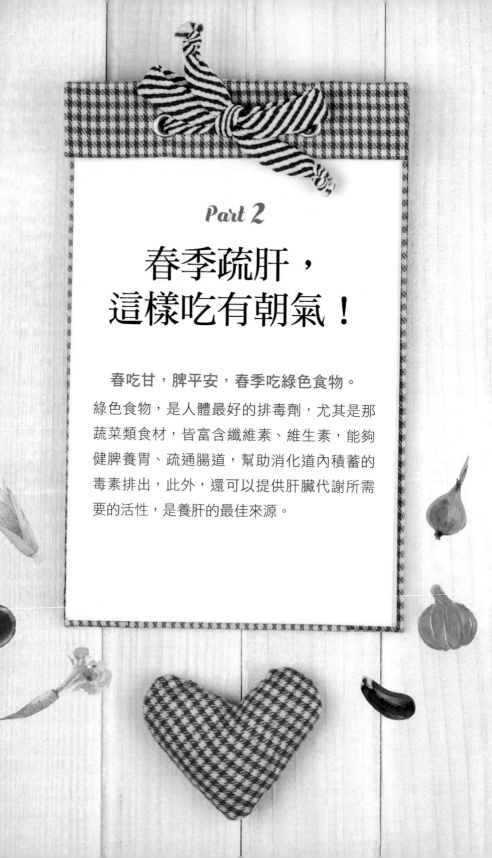

Part 2

春季疏肝，
這樣吃有朝氣！

春吃甘，脾平安，春季吃綠色食物。

綠色食物，是人體最好的排毒劑，尤其是那
蔬菜類食材，皆富含纖維素、維生素，能夠
健脾養胃、疏通腸道，幫助消化道內積蓄的
毒素排出，此外，還可以提供肝臟代謝所需
要的活性，是養肝的最佳來源。

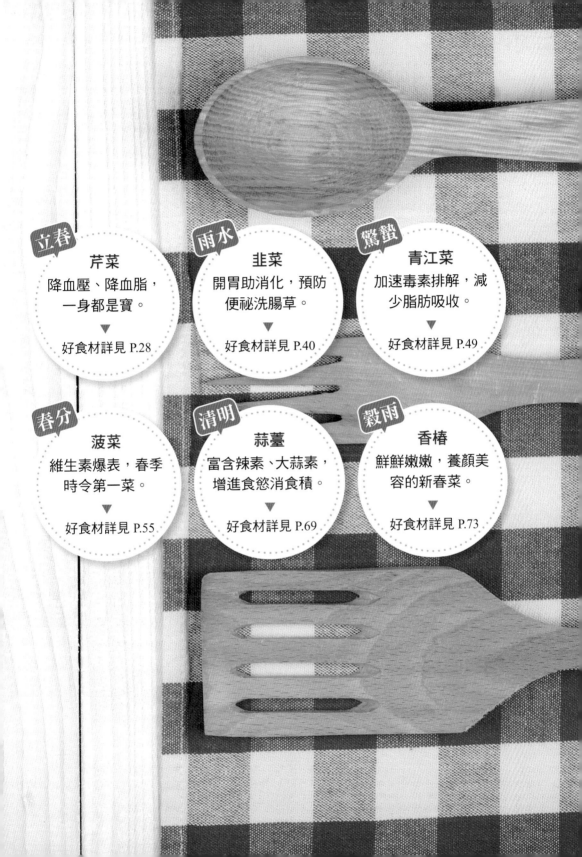

立春
芹菜
降血壓、降血脂，
一身都是寶。
▼
好食材詳見 P.28

雨水
韭菜
開胃助消化，預防
便祕洗腸草。
▼
好食材詳見 P.40

驚蟄
青江菜
加速毒素排解，減
少脂肪吸收。
▼
好食材詳見 P.49

春分
菠菜
維生素爆表，春季
時令第一菜。
▼
好食材詳見 P.55

清明
蒜薹
富含辣素、大蒜素，
增進食慾消食積。
▼
好食材詳見 P.69

穀雨
香椿
鮮鮮嫩嫩，養顏美
容的新春菜。
▼
好食材詳見 P.73

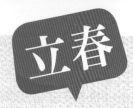

2月3日～2月5日 萬物蠢動

立春，是二十四節氣中的第一個節氣，「立」指開始，揭開了春天的序幕，「春」即蠢動，則代表春天已經降臨，大地萬物有了生機。

於立春當天，有一個習俗是用薄薄的麵皮包裹起生菜，做成「春捲」，與大夥兒一同分食，所以立春又被稱作「咬春」。透過「咬春」的習俗，攝取春天的新鮮蔬菜，可以防止生病，又有迎接新春的意味。

不僅如此，舊時府縣官在立春的前一天，都會塑造一隻用春天的泥土做成的「春牛」，迎接至衙門前面擺放著，到了立春當日，便用鞭子抽打這隻「春牛」以替百姓祈福，因此立春也被俗稱為「打春」。

從前的人相信「立春天氣晴，百物好收成」，立春日的天氣好壞，也能用來預測全年的農作收成狀況。如果立春當日是晴天，這一年的五穀就會豐收；相反，如果這一天下雨，作物就有歉收的可能。

🧄 常見疾病

慢性肝病

肝木逢春，護肝是春天的一大重點，這個時節，是治療肝病最好的時節；反之，如果沒有做好相關護理的話，立春的時候，也特別容易加重肝病的病徵。慢性肝病的患者，在神經系統方面，會出現倦怠乏力、精神抑鬱、煩躁易怒、頭暈頭痛、失眠多夢的現象；在消化系統方面，有食慾差、腹脹腸鳴、噁心、噯氣、厭油膩、便秘或腹瀉交替出現的現象；在皮膚方面，有皮膚毛細血管擴張、蜘蛛痣、肝掌、臉部有黑色素沉澱的現象，病情加重時，可能出現黃疸。

高血壓

高血壓是很常見的一種病症，當肝陽升發，人體亢奮，就容易導致血壓的飆升。立春時節，如果出現頭脹、暈眩、眼花、天旋地轉……等等情形，請反覆測量自己的血壓，在醫生指導下及時降壓。此外，高血壓患者宜飲食清淡，

不宜抽煙喝酒，改變飲食及生活方式，可以改善對血壓的控制，並減少相關的健康風險。但如果效用不佳，則需要進一步使用藥物治療。

🧅 飲食原則

經過一個漫長的冬季，脂肪儲備不少，春天要開始減少脂肪攝取，增加優質蛋白類食材，可適量吃些魚肉、豆類及豆製品；而冬天蔬菜種類少，維生素攝取相對不足，立春開始也要多多食用新鮮的綠色蔬菜。

升發陽氣的食物

春季時，人體氣血升發，猶如種子發芽。立春養生要順應陽氣生發、萬物始生的節氣特點，注意陽氣的保護工作。

飲食上，應該以升發陽氣的食物為主，具辛甘發散性質的食材，例如：香菜、韭菜、洋蔥、芹菜、菠菜、竹筍、豆豉等等。

少吃酸，少吃辣

酸性食物則是此立春裡盡量少吃的，因為酸性收斂，春季吃酸味食物，會抑制肝氣的升發；例如：烏梅、柳橙、橘子、柚子、橄欖等等。

此外，過於辛辣的食物，譬如說麻辣火鍋，以及油炸類、燒烤類等等，也要少吃一些，因為這些食物都可能導致人體上火，進而造成陽氣的耗損。

🧅 生活起居

早春，乍暖還寒，日常要注意以下部位的保暖：背部、腹部、腳底，這些部位暖和了，才能夠幫助身體適應外界氣候變化。不僅如此，早睡早起，多曬太陽，做做戶外運動，舒展身體，都可以增強人體對氣候的適應力。

以梳子或刮痧板梳理頭部，可以助陽氣升發，從前髮際梳到後髮際，每日一百下，梳完以後感覺神清氣爽，對於高血壓、頭暈、頭痛、失眠、神經衰弱等毛病，都具有一定的治療效果。

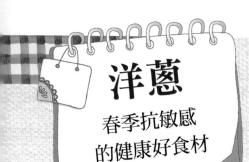

洋蔥
春季抗敏感
的健康好食材

洋蔥什麼節氣吃最好？

尚好 立春｜雨水

洋蔥可以發散風寒，並且可解毒殺蟲，是一種特別適合立春、雨水時節食用的食材。

寶島產地：屏東恆春。
寶島產季：2 ～ 4 月。
挑選祕訣：飽滿堅硬、尖頭扎實。
四氣五味：性溫，味甘辛。

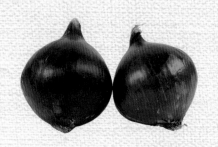

　　洋蔥含有一種稱為硫化丙烯的油脂性揮發物，具有辛辣味，這種物質能抗寒，抵禦流感病毒，有較強的殺菌作用。同時，洋蔥是唯一含前列腺素 A 的植物，前列腺素 A 能擴張血管、降低血液黏度，能用來防治高血脂；經常食用可發散風寒，增進食慾，促進消化，對預防春季的「倒春寒」有良效。

　　洋蔥精油中，含有可降低膽固醇的含硫化合物，改善消化不良、食慾不振、食積內停等等。

　　此外，洋蔥的硫質成份在腸裡，與蛋白質、腸內細菌結合形成硫化氫，能促進蠕動，有效治便祕。

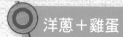 洋蔥＋雞蛋　

洋蔥＋牛肉　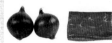

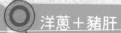 洋蔥＋豬肝　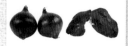

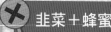 韭菜＋蜂蜜　

洋蔥的活性成分，能降低膽固醇對心血管的負面作用。

以上食材共食，不僅補肝、養腎，還可以強身壯體。

為人體提供豐富蛋白質、維生素，既補虛又補損。

此兩種食物不宜同時下肚，否則會有傷害眼睛的疑慮。

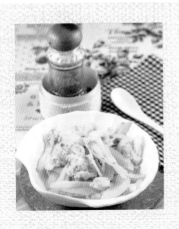

洋蔥炒蛋

•••••••• 材料 ••••••••

洋蔥	1 顆	鹽巴	適量
雞蛋	3 顆	黑胡椒	少許

•••••••• 作法 ••••••••

1 洋蔥切半後，先泡冰水，再切成一條條彎月狀。

2 將雞蛋通通打在碗中，並且打散，備用。

3 油一大匙熱鍋，洋蔥下鍋快炒，炒到洋蔥有點透明。

4 加入蛋液並以鹽巴調味，蛋炒出自己喜歡的焦度，食用之前，再撒上黑胡椒進行調味即可。

營養師 *point*

洋蔥炒蛋可以益氣養肝，健脾和胃，適合體質虛弱和免疫力低下者食用。

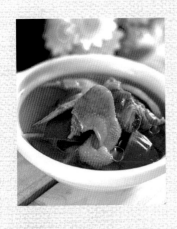

洋蔥燉雞翅

•••••••• 材料 ••••••••

雞翅	500g	醬油	適量
洋蔥	250g	高湯	適量
生薑	適量	黑胡椒	適量
白糖	適量	鹽巴	適量

•••••••• 作法 ••••••••

1 雞翅先清洗乾淨，切成小塊狀，在肉上劃上幾刀；洋蔥一樣沖洗乾淨之後，切成碎丁狀；生薑切絲。

2 在鍋中加油，燒熱後倒入洋蔥，爆炒至香味溢出。

3 放入雞翅，加進適量高湯，用中火燉 20 分鐘。

4 灑點白糖，並且加入薑絲、醬油、黑胡椒、鹽巴等等調味料，調味之後，即可趁熱食用。

營養師 *point*

吃一碗洋蔥燉嫩雞，扶正、固本、利肝、利膽；適合體弱腎虛的兒童。

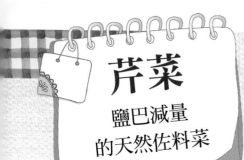

芹菜
鹽巴減量的天然佐料菜

芹菜什麼節氣吃最好？

尚好 立春｜雨水｜驚蟄

芹菜是一種平肝清熱，祛風利濕的好食材，最適合在立春、雨水、驚蟄等時節食用。

寶島產地：雲林、彰化、高雄、屏東。
寶島產季：10～4月。
挑選祕訣：青翠，長短粗細一致。
四氣五味：性涼，味甘辛。

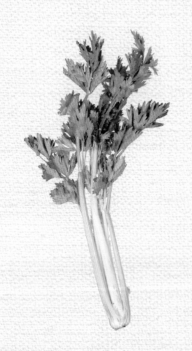

　　春季氣候乾燥多風，容易損耗肝陰，擾動肝陽，引起情緒失常，芹菜中含有豐富的鐵、鋅等微量元素，且含鎮靜安神的成分，常吃芹菜，對神經衰弱和失眠有顯著效果，能降血壓、降血脂、防治動脈硬化。

　　芹菜中含有能使脂肪加速分解的化學物質，因此對於正在減肥的人來說，是最佳食品。

　　芹菜是高纖維食物，還含有甘露醇、芹菜苷、佛手苷內酯和揮發油，能促進胃液分泌，增加食慾，刺激胃腸蠕動，預防結腸癌；通過芹菜的利尿功能，把胃部的酒精通過尿液排出體外，有醒酒保胃的效果。

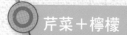 芹菜＋檸檬	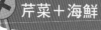 芹菜＋海鮮	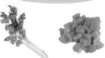 芹菜＋雞肉	芹菜＋醋
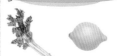	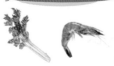		
兩者一起吃更加利尿，對身體的水腫現象具有療效。	芹菜會影響海鮮食材中蛋白質的吸收，營養打折。	芹菜與雞肉不適合共食，否則容易傷害到人體元氣。	避免與醋同一時間進食，因為將造成牙齒的損傷。

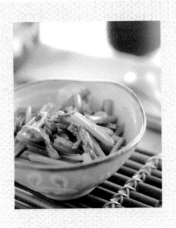

時令 Recipe 芹菜炒牛肉

材料

牛里肌肉	200g	醬油	少許
芹菜	200g	鹽巴	少許
麵粉	20g	米酒	少許
牛肉湯	20g		

作法

1. 將牛肉清洗乾淨、切絲，拌勻裹上鹽巴、麵粉 5g。

2. 把芹菜切成大約 2cm 長度的小段狀，先放入沸水鍋內汆燙一下，接著撈起，並且瀝乾。

3. 在炒鍋內倒入適量的沙拉油，用大火燒熱之後，放入肉絲，搖晃鍋子，使肉絲全部均勻沾上油。

4. 瀝乾油，在炒鍋中再次倒油，下芹菜翻炒，最後再加入米酒、醬油、牛肉絲，炒勻並勾芡。

營養師 *point*

可健脾益胃，補氣養血，尤其適合術後者、病後者，老年人食用亦合適。

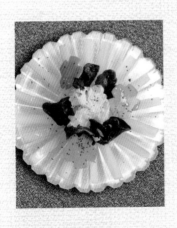

時令 Recipe 黑白木耳炒芹菜

材料

黑木耳	25g	黑芝麻	適量
白木耳	25g	白芝麻	適量
生薑	適量	砂糖	適量
芹菜	100g	芝麻油	適量
胡蘿蔔	50g	鹽巴	少許

作法

1. 黑木耳、白木耳分別以溫水泡開，沖洗乾淨；芹菜切成段；胡蘿蔔則是切成小花朵的模樣；薑切絲。

2. 所有材料皆用煮滾的水汆燙之後，撈起，備用。

3. 將黑芝麻、白芝麻下鍋，用芝麻油來爆香，接著拌入所有的食材，即可起鍋。

4. 最後，加入鹽巴、砂糖，醃漬 30 分鐘，即可享食。

營養師 *point*

下肚之後，滋陰養胃，涼血解毒；如果為心腦血管病患者，建議多多食用。

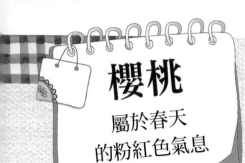

櫻桃
屬於春天
的粉紅色氣息

櫻桃什麼節氣吃最好？

尚好 立春｜雨水

櫻桃能夠補中益氣，並且祛風除濕，所以它是一種最適合立春、雨水時節來享用的水果。

- - - - - - - - - - - - - - - - -

寶島產地：本地產區稀少。
寶島產季：全年皆可進口。
挑選祕訣：色澤深紅、無破損。
四氣五味：性熱，味甘澀，微毒。

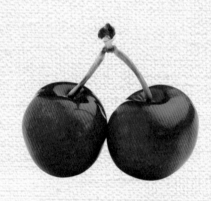

櫻桃性溫熱，有發汗、益氣、祛風、除濕的功效，對風濕腰腿疼痛有良效；用米酒泡鮮果封貯，早晚服，有助尿酸排泄，緩解痛風、關節炎的各種不適。

營養豐富的櫻桃，尤其含鐵量高，位於各種水果之首。常食櫻桃，可補充鐵元素，促進血紅蛋白再生，既可防治缺鐵性貧血，又可增強體質。

櫻桃特別適合日日接收電腦輻射的女性食用，經常吃櫻桃，可補充營養消耗，抵抗輻射，並且緩解眼珠不適。此外，用櫻桃榨汁，塗擦臉部及皺紋處，能去皺、消斑，使皮膚嫩白，整張臉紅潤有光澤。

 櫻桃＋木瓜　　 櫻桃＋蘋果　　 櫻桃＋哈密瓜　　 櫻桃＋紅蘿蔔

這兩種水果搭配食用，能夠生津，祛風濕，強化筋肉。

頭暈目眩、四肢無力時，可共食櫻桃、蘋果補補鐵。

與哈密瓜一起吃，將發揮緩解神經性頭痛的功能。

櫻桃盡量不與紅蘿蔔同時吃，因為會降低營養價值。

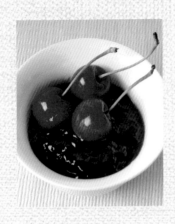

櫻桃醬

櫻桃.....................1000g　　檸檬汁.....................適量
白砂糖.....................適量

········· 作法 ·········

1 把櫻桃沖洗乾淨後，分別將每顆櫻桃用刀子切一小刀，剝掉外皮，去掉裡面的櫻桃籽。

2 將切好的櫻桃果肉和適量白砂糖一起放入鍋子內，接著開大火，並且煮至滾。

3 等待煮滾之後，轉成中火，同時用湯匙撈去在表面漂浮的櫻桃泡沫澀汁，繼續煮。

4 持續煮至醬汁呈現黏稠狀時，接著加入檸檬汁，再略煮一下子，靜置，待其退熱即完成了。

營養師 *point*

櫻桃醬酸甜美味，可以補中益氣、降壓降脂，推薦體質虛弱、慣性貧血、高血壓和冠心病人攝取。

櫻桃的祕密

　　櫻桃既是甘美佳果，也作為觀賞植物。古人寫下了許多關於櫻桃的詩篇，唐太宗《賦得櫻桃》詩云：「華林滿芳景，洛陽遍陽春。朱顏含遠目，翠色影長津。喬柯囀嬌鳥，低枝映美人。昔作園中實，今為席上珍。」

　　櫻桃的名字是由「鶯桃」轉化而來，因為鶯鳥喜歡吃它所以稱為鶯桃。《說文解字》上就云：「鶯桃，鶯鳥所含食，故又名含桃。」

　　櫻桃在現代亦為醫師們推崇的醫療用好食材，它對於燒傷有著相當獨特的功效，將櫻桃的汁液擠出，頻繁地塗抹於燒傷部位，不僅能夠立即發揮止痛的功用，又可以避免傷口部位的感染。

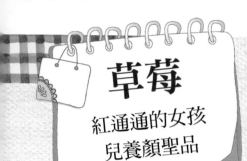

草莓
紅通通的女孩兒養顏聖品

草莓什麼節氣吃最好？

大寒｜**尚好** 立春｜雨水

草莓酸甘、性涼，有養肝明目、補脾益氣的效果，適合大寒、立春、雨水等時節食用。

寶島產地： 苗栗大湖。
寶島產季： 11～4月。
挑選祕訣： 表皮籽分布均勻，無損傷。
四氣五味： 性涼，味酸甘。

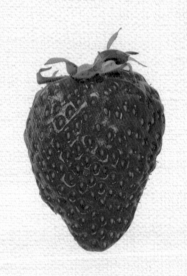

　　草莓的營養成分容易被人體消化、吸收，多吃也不會受涼，是老少皆宜的健康食品，臺灣人把草莓稱為「活的維生素丸」，它富含氨基酸、果糖、蔗糖、葡萄糖、檸檬酸、蘋果酸、果膠、胡蘿蔔素、維生素B_1、B_2、煙酸及礦物質鈣、鎂、磷、鉀、鐵等，還含有一種胺類物質，除了可以預防壞血病外，對白血病、再生障礙性貧血等血液病有輔助治療作用；並且對於防治動脈硬化、冠心病也有較好功效。

　　草莓對於春季肺熱咳嗽、嗓子疼有優良療效，亦可改善便祕、治療痔瘡，是消散體內亢火的佳果。

  草莓＋優酪乳　 草莓＋芋頭　 草莓＋冰糖　✖   草莓＋牛奶

兩者相加，飽腹感的持續時間長，用來減肥恰恰好。

同一餐食用兩者，將增強胃動力，抗衰老，防癌症。

將草莓加入冰糖，隔水蒸爛，食用之後治療乾咳症。

生成「草酸鈣」，不利於鈣質吸收，有結石的危險。

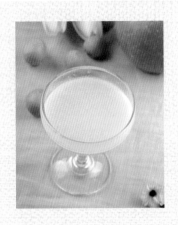

草莓柳橙汁

•••••••••••• 材料 ••••••••••••

草莓.........................60g   優酪乳.....................90ml
柳橙.........................60g   蜂蜜.........................30g

•••••••••••• 作法 ••••••••••••

1 草莓洗淨，一顆一顆去掉蒂頭，對半切成小塊。

2 將柳橙的外皮在水龍頭底下刷洗乾淨之後，對半切開，接下來利用榨汁機榨出果汁。

3 把上述材料放入果汁機內，高速攪拌 30 秒。

4 倒進蜂蜜與優酪乳，再攪拌一下下，飲品即完成。

營養師 point

草莓利尿消腫、改善便祕，柳橙降低血脂、改善皮膚乾燥，故此飲品可以纖體美白，潤膚豐胸。

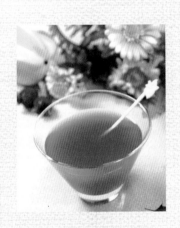

時令 Recipe

草莓橘子蔬果汁

•••••••••••• 材料 ••••••••••••

草莓.........................5 顆   冰塊.........................少許
芒果.........................1 顆   蒲公英.....................少許
橘子.........................1 顆

•••••••••••• 作法 ••••••••••••

1 將草莓一顆一顆沖洗乾淨，去掉蒂頭；橘子則是連同橘子皮，用刀子切成塊狀。

2 芒果去籽，用湯匙挖取果肉；蒲公英洗淨後，備用。

3 將草莓、橘子、芒果及蒲公英放入榨汁機榨成汁。

4 最後一個步驟，在杯中加入少許冰塊，即可暢飲。

營養師 point

此飲品適合各年齡層飲用，對於人體有預防過敏的功效，換季時可以日日一杯，同時養顏美容。

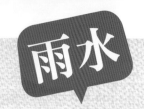

雨水

2月18日～2月20日 春雨綿綿

雨水季節，是冬末寒冷至春初回暖的過渡時期，是寒去熱來的轉折點，進入這個節氣，仍然有著一波波寒流驟降的情形，當冷空氣入侵，帶來陣陣寒氣；當冷空氣過境，則可以感受到春回大地的溫暖。

為何此一時節會被稱作「雨水」？顧名思義，此時節的降雨機率將會明顯增高許多，正巧農民開始耕種，也是農家最殷殷期盼有雨水之時節。

農諺說：「雨水有雨莊稼好，大春小春一片寶。」對農業來說，雨水節氣的來臨，亦是小春管理、大春備耕的關鍵時期。

在台灣這種濕氣較重的國家，尤其是受到東北季風影響的北部地區，在雨水時節，地濕之氣經常徘徊不散，早晨葉片上通常可見露珠。不過，受季風影響較小的南部地區，即便處在雨水時節，多半仍為晴空萬里的好天氣。

🧄 常見疾病

流行性感冒

雨水時節，春風送暖，致病的細菌、病毒容易隨風傳播，考驗著人體的抵抗力與免疫力。身體底子稍微弱一點，特別容易在這個時間點被傳染流行性感冒，出現咳嗽、打噴嚏、流鼻涕、發寒發冷……等症狀。

餐前餐後勤洗手，可以降低感染流行性感冒病毒的風險，因為肥皂可使得病毒失去活性；此外，外出時配戴口罩，亦能夠預防被傳染。

關節疼痛

天氣變化陰晴不定，忽冷忽熱的雨水時節，關節組織會隨著氣溫高高低低而鬆弛、緊縮，關節炎患者，或者是關節部位留有舊傷的人，能明顯察覺到關節處的痠痛感，關節炎患者的身體就像是氣象台一樣，溫度改變了或者是濕度改變了，關節馬上就會有感覺，讓患者飽受疼痛之苦。

關節炎並不是只有上了年紀的老年人才會得，患者的年齡層有年輕化的趨勢；病情若嚴重，不僅僅是疼痛，它也會對行動多多少少造成不便利。

病患平日除了要注重肢體保暖外，可利用護膝、護腕、護肘等用品來保護關節。此外，適當按摩，可加強局部血液流通，緩解疼痛不適。

🧅 飲食原則

我們體內的肝陽、肝火、肝風，往往跟隨春季的陽氣升發而一起上升，因此，注意肝氣的疏通與調養，自然是雨水時節的第一要務，可以多多攝取深綠色蔬菜，加速排毒，幫助身體循環與代謝。

吃甜甜，不生病

春季的雨水時節，氣候仍屬陰冷，建議要適當進補，多吃一些口感微甜的甘潤食材，例如：百合、桂圓、蜂蜜、紅棗……等補品。

以上提及的食材，都是適合於這一節氣的滋補聖品；它們並不會造成肝氣過旺，還可以另外達到健脾養胃的目的，脾胃顧好了，體質就優良。

除濕氣，擋風寒

溼氣較重的雨水節氣，飲食調養應該特別注重於「防風祛濕」，建議將菊花、綠茶、玫瑰……等等食材，沖泡成茶飲，作為日常生活中的飲品，排解積蓄在人體內的濕氣，利尿、利便，不怕濕體質帶來各種疑難雜症。

🧅 生活起居

氣象專家不斷呼籲大眾，雨水時節的氣溫雖然開始回升，然而日夜溫差極大，防寒仍然是十分重要的工作，萬萬不可將保暖衣物一股腦地收起來，建議採用「洋蔥式穿搭」，用來應付冷熱難以捉摸的氣溫。

除此之外，變化無常的天氣，對於高血壓病人、心臟病患者、哮喘病患者來說，尤其不利。如果您或您的家人為上述病症的患者，在外出時，別忘了多加一件外套，避免溫度驟降時，人體產生變化，病魔也悄然而至。

倘若屬於寒濕、濕熱體質，或者是有過敏性鼻炎、氣喘病病史的人們，也得提防季節轉換帶來的皮膚乾癢，以及溫度、濕度變化引發的呼吸器官問題。

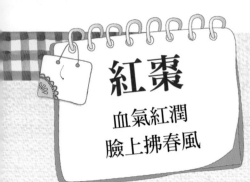

紅棗

血氣紅潤
臉上拂春風

紅棗什麼節氣吃最好？

尚好 雨水｜驚蟄

雨水和驚蟄時節，肝氣上升，陰血容易不足，紅棗可以養血健脾，適合多多食用。

寶島產地：苗栗公館。
寶島產季：7～8月。
挑選祕訣：皺褶少，顏色偏深。
四氣五味：性溫，味甘，無毒。

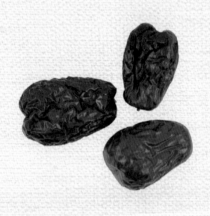

　　民間有：「一日食三棗，終身不顯老。」之說，紅棗補中益氣、養血安神、健脾和胃，久服，將達到輕身延年的作用，可以幫助頭髮生長，維持頭髮的烏黑亮麗與堅韌度，並且使皮膚看起來容光煥發。

　　此外，將紅棗肉加入桂心、白瓜仁、松樹皮等其他藥材，製成藥丸，長期服用，可以有效地改善體臭，使身體散發出淡淡的宜人體香。

　　急慢性肝炎和肝硬化的患者，建議取用紅棗、花生、冰糖各 30～50 克，先煮花生，再加入紅棗與冰糖煮成湯，每晚臨睡前服用，有一定療效。

 紅棗＋木瓜	紅棗＋當歸	紅棗＋人參	紅棗＋魚肉
		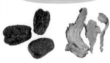	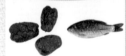
兩者一起吃下肚，能夠祛濕、止痛、舒筋骨。	養血補氣的兩大好食材，適用氣血虛弱人群共食。	皆屬於中藥的兩種食物，一起服用可以生血補氣。	紅棗要避免與魚肉同時進食，因容易引起腰腹疼痛。

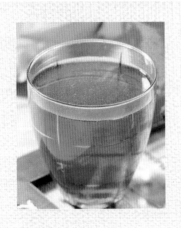

時令 Recipe 車前草紅棗枸杞湯

材料

車前草.....................200g　　枸杞............................20g
紅棗.........................5 顆　　冰糖............................100g

作法

1 首先,將車前草洗淨,入鍋,加半鍋水開始煮。

2 煮到沸騰的時候,加入紅棗與適量的冰糖。

3 再次將水煮開,轉小火,繼續煮 20 分鐘。

4 時間到了之後,加入枸杞,再煮 10 分鐘左右即可。

營養師 *point*

本道料理可以滋陰、養血,清熱利尿,清肝明目;特別適合經常貧血者,或是肝氣過旺者來食用。

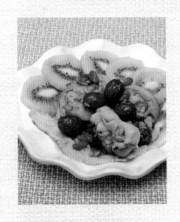

時令 Recipe 紅棗當歸雞腿

材料

紅棗.............................5g　　雞腿..........................100g
當歸.............................2g

作法

1 將紅棗、當歸放入碗裡,倒進米酒,浸泡 3 小時左右。

2 雞腿表皮用醬油塗抹均勻,放置大約 5 分鐘的時間,接著入鍋中炸至兩面呈現金黃色。

3 把炸好的雞腿取出、切塊之後,放入鍋子裡面,接下來再倒進紅棗、當歸等藥材。

4 開中火,煮上約莫 15 分鐘,取出盛盤,即可食用。

營養師 *point*

紅棗當歸雞腿可以補脾養血,年幼老少皆可進食,尤其適合女性多食用。

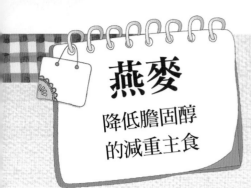

燕麥
降低膽固醇的減重主食

燕麥什麼節氣吃最好？

尚好 雨水｜驚蟄｜春分

常食燕麥，可以益脾、養心、益肝、養胃，雨水、驚蟄和春分的時候吃最佳。

寶島產地：澳洲、紐西蘭進口。
寶島產季：2～5月。
挑選祕訣：均勻飽滿、不含雜質。
四氣五味：性平，味甘，無毒。

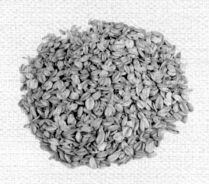

　　燕麥具有高蛋白低碳水化合物的特點；同時，燕麥中富含可溶性纖維和不溶性纖維，能大量吸收膽固醇並排出體外，延緩胃的排空，增加飽腹感，控制食慾，降低血液中的膽固醇含量，有減肥作用。

　　水溶性膳食纖維，可以阻止小腸對澱粉的吸收，使餐後血糖上升趨向緩和，胰島素被合理地利用，從而達到調節血糖和控制糖尿病的功效。

　　燕麥中豐富的亞油酸，對脂肪肝、浮腫、便祕等等有輔助療效；它還含有鈣、磷、鐵、鋅等礦物質，可以預防骨質疏鬆、促進傷口癒合、防止貧血。

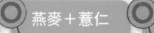 燕麥＋牛奶　 燕麥＋南瓜　燕麥＋薏仁　燕麥＋紅棗

有利於蛋白質、膳食纖維，及多種微量元素的吸收。

兩者可共食，益肝和胃，潤腸通便，降血壓，降血脂。

這兩種食材是絕配，皆具潤腸、通便、排毒等效用。

搭配紅棗吃也很洽當，能夠補中益氣、養血安神。

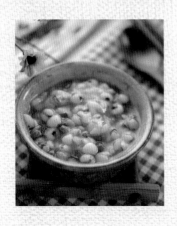

時令 Recipe 燕麥綠豆薏仁粥

材料

粗燕麥片	50g	腰果	適量
綠豆	30g	杏仁粉	適量
薏仁	50g	芝麻	適量
葡萄乾	適量	砂糖	適量

作法

1. 將薏仁、綠豆洗淨,用 1000cc 水泡 2 小時。

2. 把葡萄乾、腰果、杏仁粉、芝麻、薏仁、綠豆、粗燕麥片……等食材一起放入鍋內。

3. 所有食材同煮,煮沸後,轉小火,續煮至熟爛。

4. 放涼了以後,在食用之前,再根據個人的喜好口味,放進適量的砂糖調整甜度,即可食用。

營養師 point

適合春天的好料理,多吃可以健脾祛濕,清心解毒,適合一般人食用。

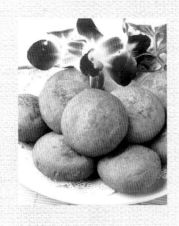

時令 Recipe 香酥燕麥南瓜餅

材料

南瓜	250g	白砂糖	適量
糯米粉	250g	豆沙餡	適量
燕麥粉	100g	奶粉	適量

作法

1. 南瓜去皮切片,用電鍋蒸至果肉鬆軟。

2. 將鬆軟的南瓜果肉加上糯米粉、燕麥粉、奶粉、白砂糖攪拌均勻,再揉成南瓜餅皮。

3. 用手將豆沙餡搓成圓球狀的餡心,取南瓜餅皮,包覆而上,再一次用手壓置成圓圓的餅狀。

4. 在鍋中加油,待油溫升高至大約 120℃,就可以把南瓜餅放入,炸至膨脹,即可取出等待享食。

營養師 point

此養生佳餅能補脾養血,特別適合產婦、老年人、慢性病的病患食用。

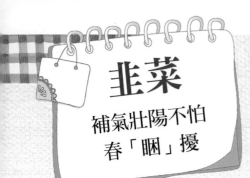

韭菜
補氣壯陽不怕春「睏」擾

韭菜什麼節氣吃最好？

立春｜尚好▶雨水｜驚蟄

韭菜辛溫散寒，能夠達到活血散瘀的效用，最適合於立春、雨水、驚蟄時節多吃一些。

寶島產地：桃園、彰化、花蓮。
寶島產季：全年皆可生產。
挑選祕訣：顏色翠綠、莖桿筆挺。
四氣五味：性溫，味甘辛。

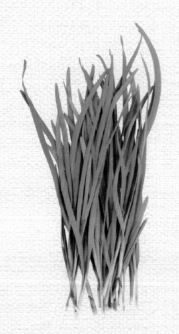

　　韭菜內含揮發性硫化物質，可以使興奮神經，進而提神醒腦，在春季能防治愛睏；它具備豐富的纖維素，吃下肚會促進腸胃蠕動，有利於糞便形成，不僅有效預防習慣性便祕和減少腸癌發生率，甚至順道將消化道中的頭髮、沙礫、金屬屑包裹起來，隨著排泄物排出，因此有「洗腸草」的別名。

　　根據古書記載，韭菜適用於打嗝、反胃、跌打腫痛、血尿、痢疾、皮膚炎、婦女產後血暈等，對於腰膝酸冷、遺尿、滑精等症狀，治療效果也很好。

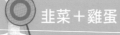 韭菜＋蝦子　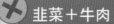 韭菜＋雞蛋　 韭菜＋牛肉　韭菜＋菠菜

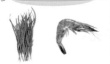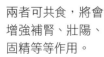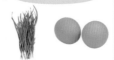

| 兩者可共食，將會增強補腎、壯陽、固精等等作用。 | 一起吃的補益作用明顯，對胃病患、腎病患皆有益。 | 韭菜加上牛肉，會發熱上火、嘴巴破、牙齒腫痛。 | 此兩種菜並不宜同食，否則將容易引起腹瀉的現象。 |

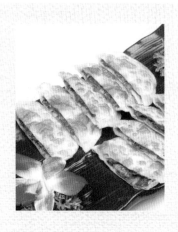

（時令 Recipe）

香酥韭菜盒

材料

麵粉	500g	鹽巴	適量
韭菜	250g	香油	適量
粉絲	1 把		

作法

1. 盆內倒入麵粉，加入 200cc 涼開水，撒少許鹽，揉成麵糰，包上保鮮膜，靜置 20 分鐘。

2. 將韭菜洗乾淨，切成碎末狀；粉絲泡軟、切碎；兩者混合，以鹽巴和香油調味，攪拌成餡。

3. 將麵糰分成小塊小塊狀，每塊麵糰中，再包入**步驟 2** 的韭菜餡適量，捏成包子狀，最後按扁。

4. 在平底鍋裡面倒入少量油，輕輕放下韭菜包，煎至兩面呈現金黃，即可趁熱快快食用。

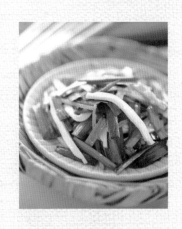

（時令 Recipe）

韭菜炒雞肉絲

材料

韭菜	300g	蝦米	20g
雞肉	100g	鹽巴	適量

作法

1. 將韭菜沖洗乾淨之後，用刀子切成小段；雞肉切成雞肉絲；蝦米則是洗乾淨之後備用。

2. 在鍋中倒點油，放入雞肉，煎至肉絲彼此黏牢，快炒大約 3 分鐘至變色，鏟出之後備用。

3. 油鍋稍稍加熱，加進蝦米、韭菜，快炒大約 2 分鐘的時間，接著再加入少許鹽巴來調味。

4. 最後一個步驟，把**步驟 2** 中的肉絲倒回鍋子裡面，與其他食材快速翻炒個幾下，即可享食。

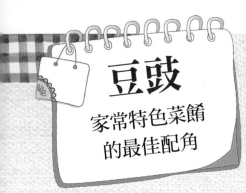

豆豉
家常特色菜餚的最佳配角

豆豉什麼節氣吃最好？

立春 | 尚好 → 雨水

豆豉做為常見的調味料，它具有發汗、除煩之功能，適合在立春和雨水時節食用。

寶島產地：全區都可出產。
寶島產季：整年皆可採收。
挑選祕訣：黑褐色或黃褐色，帶有香氣。
四氣五味：性平，味甘微鹹，無毒。

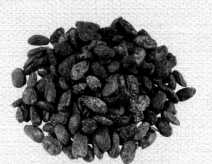

　　豆豉含豐富的蛋白質、脂肪和碳水化合物，且含有人體所需的氨基酸、礦物質和維生素等營養物質，味道獨特，香氣濃鬱，具增進食慾之功效。

　　可以調味，也可入藥，用青蒿、桑葉同製者藥性偏寒，用藿香、佩蘭、蘇葉、麻黃同製者則藥性偏溫。主要運用在風寒、感冒、頭痛、鼻塞、胸悶、心煩，促使患者發汗解表、清熱透疹；此外，豆豉還能解藥毒、解食毒，亦可以溶解血栓。

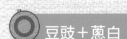 豆豉＋蔥白　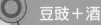 豆豉＋酒　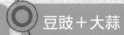 豆豉＋大蒜　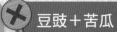 豆豉＋苦瓜

			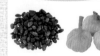	

一起吃更能發汗，專門治療傷寒感冒以及腸虛腹痛。

此兩種食材相當適合共食，可發揮祛風除寒之功效。

因為兩者皆具備殺菌止血的療效，同食的效果加乘。

豆豉與苦瓜共食並不會傷身，但是會降低營養價值。

3月5日～3月7日 初雷乍響

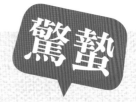

「驚」是驚醒，「蟄」是藏匿，驚蟄的意思，即為平地一聲雷，驚醒了那些蟄伏於地下冬眠的爬蟲類、昆蟲類，開始鑽出土面、四處覓食。

實際上，前述的這些動物是因為感受到氣溫變化而甦醒，並非雷聲，所以驚蟄名稱的由來，其實只是一種可愛的說法。

隨著現代科學的發達，氣象學專家已經找出「驚蟄」前後雷聲特別繁多的原因，這是因為大地的濕度逐漸升高，促使接近地表的熱氣跟著上升，或者是北上的濕熱空氣特別活躍所導致的。

春雷響，也會伴隨空氣中的物理化學變化，每一聲雷，天際都會產生幾萬噸的有機氮肥，灑落大地，是老天爺送給土地的禮物，為春耕作足準備。

氣溫回暖，春雷始鳴，驚蟄時節喚醒所有冬眠中的蛇、蟲、鼠、蟻，這些寒冷冬季不見蹤影的寄宿客，也開始出現在房屋中的各個角落；所以，古時候每逢驚蟄，百姓們便會手持艾草，以濃濃香味驅逐趕走牠們，以維繫家中整潔，久而久之，還演變成「驅趕霉運」、「驅打小人」的驚蟄習俗。

🧅 常見疾病

皮膚疾病

驚蟄時節，人體皮膚腺體的機能會特別發達，一旦分泌失調，正值青春期的少年少女，臉上便會冒出青春痘；成年上班族也容易受到壓力痘、濕疹、蕁麻疹、水痘……等等皮膚毛病困擾，刺激性的食物與酒精，皆會使得病情加重。

舊傷復發

由於溼氣重、溫度變化大，從前身體上受過的扭傷、挫傷、跌傷、骨折及手術留下的損傷，其損傷組織的血液循環會受到壓迫和刺激，運行不暢，造成各種痠痛與不適，嚴重可影響專注力與作息。加強局部保暖，並適量加強運動鍛煉，才能活血氣、通經絡。

🧅 飲食原則

驚蟄是春季第三個節氣，除了持續地護肝之外，脾胃亦是養生的關鍵，不要攝取太多重口味的油膩菜餚，而是應該多吃富含蛋白質、維生素的清淡食物，例如新鮮蔬菜、雞肉、雞蛋，並選擇幾項甘甜的水果來潤燥。

照顧皮膚的蔬果汁

皮膚容易出問題的人，建議可以將清體毒之食物打成果汁，例如：紅蘿蔔汁、白蘿蔔綠豆汁、芹菜苦瓜汁……等等，日日喝上一杯，幫助排泄體內的毒素，避免毒素作怪，招致各種皮膚病，進一步維持皮膚的健康。

提升免疫力

進入驚蟄後，萬物復甦，不僅是動植物生機蓬勃，亦是各種病毒和細菌活躍之時，避免感染到流行性疾病，除了日常留意穿著、注重環境衛生，建議多吃一些可以增強免疫力的養生食品。

🧅 生活起居

肝火旺盛的驚蟄時節，要注意人與人的相處，保持情緒平穩，勿輕易地動怒，尤其是上了年紀的老人家，憤怒或發脾氣，一不小心便有暈眩中風的危險。

另外，要維繫身體強健的抗病能力，適度的運動是絕對少不了的，正巧驚蟄季節氣溫漸漸回升，是戶外健身的大好時機。

春回大地之後，空氣的溫度越來越舒適，許多民眾開始躍躍欲試，穿上運動鞋要去慢跑、騎車、登山……等，需注意的是，事前的充分熱身千萬不可省略，倘若有一陣子沒運動，建議以循序漸進的方式，增加強度與時數，由少到多，防止一時間運動過量，對肌肉與筋骨造成傷害。

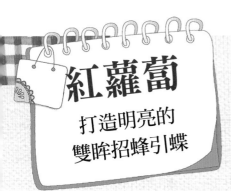

紅蘿蔔
打造明亮的雙眸招蜂引蝶

紅蘿蔔什麼節氣吃最好？

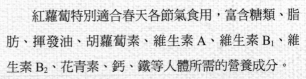

尚好▶ 驚蟄｜春分｜清明

胡蘿蔔生微辛苦，熟則純甘，頗適合驚蟄、春分、清明搭配各種食材下廚煮製成佳餚。

寶島產地：彰化、雲林、台南。
寶島產季：12～4月。
挑選祕訣：無裂縫，末端無分岔。
四氣五味：性平，味甘辛。

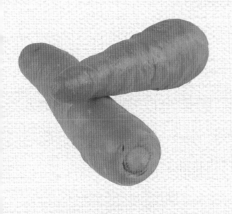

　　紅蘿蔔特別適合春天各節氣食用，富含糖類、脂肪、揮發油、胡蘿蔔素、維生素 A、維生素 B_1、維生素 B_2、花青素、鈣、鐵等人體所需的營養成分。

　　紅蘿蔔中的胡蘿蔔素，是番茄的五倍多，食用後，經消化轉化成維生素 A，維持上皮組織分化，保持視力正常，治療夜盲症，改善乾眼症。

　　紅蘿蔔還含有降糖物質，是糖尿病的食療佳品，其所含某些成分，如懈皮素、山標酚和琥珀酸鉀，能增加冠狀動脈血流量，降低血脂，降低血壓，強化心臟，亦是高血壓、高血脂和冠心病的補益食材。

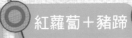

紅蘿蔔＋苦瓜	紅蘿蔔＋牛肉	紅蘿蔔＋豬蹄	✕ 紅蘿蔔＋酒

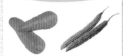

| 紅蘿蔔若與苦瓜共食，可以延緩衰老、祛皺美顏。 | 搭配上牛肉同食，可促進人體對於胡蘿蔔素的吸收。 | 此兩者一起吃，有助於加倍吸收膠原蛋白、抗衰老。 | 此種搭配是禁忌，會產生促氧化物，易引發肝疾病。 |

時令 Recipe 紅蘿蔔橘子奶昔

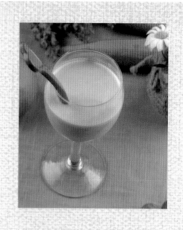

材料

紅蘿蔔	80g	檸檬	30g
橘子	80g	冰糖	15g
鮮奶	250g		

作法

1 將紅蘿蔔用水清洗乾淨，仔細地削去其外皮後，接下來，用刀子把紅蘿蔔切成小塊狀。

2 把橘子的外皮用手剝掉之後，將橘子的內膜也一起去除，並且用刀把橘子切成小塊。

3 檸檬的外皮用水清洗過後，切成一小片一小片。

4 將**步驟1~3**的所有材料丟進榨汁機內，一起攪打約莫2分鐘左右，飲品即大功告成了。

營養師 *point*

營養豐富的紅蘿蔔橘子奶昔，建議愛美的女性經常喝上一杯，將有助於維持肌膚的健康美麗。

時令 Recipe 紅蘿蔔燉排骨

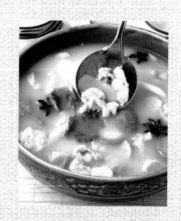

材料

紅蘿蔔	300g	青蔥	適量
排骨	200g	生薑	適量
鹽巴	適量	米酒	適量

作法

1 排骨洗淨、剁塊，放入滾開的水中，燙去血污。

2 紅蘿蔔去皮、洗淨、切塊；蔥洗淨切碎；薑洗淨切絲。

3 往燉鍋裡倒進適量的清水，燒開之後，再加入排骨、薑絲、蔥末、米酒、鹽巴……等。

4 將上述食材一同燉煮上大約1小時的時間，最後再放入紅蘿蔔塊，燉煮至熟透即可。

營養師 *point*

紅蘿蔔燉排骨可以健脾化濕，下氣補中，特別適用於一般人群來食用。

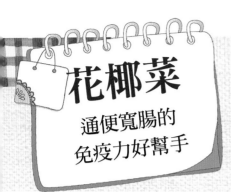

花椰菜
通便寬腸的
免疫力好幫手

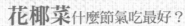

花椰菜什麼節氣吃最好？

雨水 ｜尚好 驚蟄｜春分

白色花椰菜可補腎壯骨，補脾和胃，特別適宜雨水、驚蟄和春分來煮食享用。

寶島產地：全區皆可生產。
寶島產季：8～3月。
挑選祕訣：花梗淡青，莖部不空心。
四氣五味：性涼，味甘。

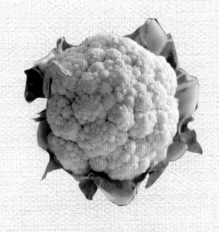

　　花椰菜能刺激細胞，製造對機體有助益的抗癌活性酶，加強細胞微粒體氧化酶系統，分解進入人體內的致癌物，對於防止多種癌症，能達到極大的功效。

　　花椰菜中，含有多種吲哚衍生物，此化合物可降低人體內雌激素水準，預防乳腺癌的發生。

　　此外，花椰菜中提取的一種物質叫蘿蔔子素，有提高肝臟解毒酶活性的作用，如果能夠長期食用花椰菜，可以提高機體免疫力，減少直腸癌、胃癌的發病機率。而富含纖維的花椰菜，也是每日三餐蔬菜的好選擇，可以增加排便，防止便祕。

花椰菜＋雞肉	花椰菜＋玉米	花椰菜＋雞蛋	✗ 花椰菜＋黃瓜
			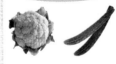
可加強肝臟的解毒功能，增強免疫力，防治感冒。	花椰菜和除濕利尿的玉米搭配，能健脾益胃、潤膚。	二者共同煮食，可以開胃，治慢性胃炎、消化不良。	黃瓜含有維生素C分解酶，所以與花椰菜不宜共食。

時令 Recipe

涼拌花椰菜

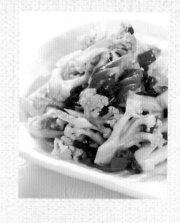

•••••• 材料 ••••••

花椰菜	250g	鹽巴	5g
紅辣椒	10g	白糖	5g
醋	10g		

•••••• 作法 ••••••

1. 將花椰菜洗乾淨之後,切成小朵小朵。

2. 紅辣椒洗乾淨,斜切成段。

3. 鍋中倒入水燒開,放入花椰菜煮熟,撈出之後瀝乾。

4. 花椰菜擺放在盤子中,放入紅辣椒、醋、鹽巴、白糖,拌均勻之後就可以吃了。

 營養師 *point*

具有和胃、補脾、強筋骨等等功效的涼拌花椰菜,適合一般人食用,是常見日常下飯的好菜餚。

時令 Recipe

番茄炒花椰菜

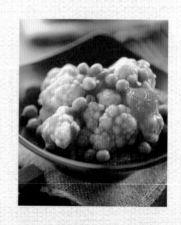

•••••• 材料 ••••••

花椰菜	400g	番茄醬	適量
番茄	1 顆	醬油	適量
豌豆	100g	鹽巴	適量

•••••• 作法 ••••••

1. 花椰菜用清水沖乾淨,用手或刀子掰成小朵,放入淡鹽水浸泡大約 10 分鐘左右。

2. 番茄洗乾淨之後,切塊;豌豆在水龍頭下洗乾淨。

3. 煮開一鍋水,丟下花椰菜,用大火煮上 2 分鐘,放入豌豆汆燙大約 1 分鐘後,接著一同撈起。

4. 炒鍋中倒油,燒熱,放入番茄、花椰菜、豌豆翻炒,最後再倒入適量的番茄醬、醬油炒勻。

 營養師 *point*

建議胃腸虛弱、消化不良、食慾低迷、大便結塊者多多食用,即使是癌症患者,亦可以經常食用。

青江菜
深綠色蔬菜 是養肝救星

青江菜什麼節氣吃最好？

尚好 驚蟄｜春分

吃青江菜散血解毒，最適合驚蟄和春分時節食用。

寶島產地：各地零星栽培。
寶島產季：整年均可生產。
挑選祕訣：葉子緊密，葉片寬大。
四氣五味：性涼，味甘辛。

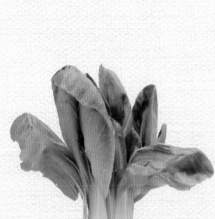

　　青江菜中富含大量的植物纖維素，能夠促進腸道的蠕動，縮短糞便在腸腔停留的時間，所以具有寬腸通便的功效。其中所含有的膳食纖維，能與膽酸鹽和食物中的膽固醇及甘油三酯結合，進而減少脂類的吸收，故可以用來降血脂。不僅如此，青江菜還能促進血液循環，有加強肝臟排毒的功能，能幫助增強機體免疫能力，進一步預防癌症的發生。

　　青江菜含大量胡蘿蔔素和維生素C，含鈣量在綠葉蔬菜中亦為最高，成年人一天吃300克青江菜，其所含鈣、維生素A和維生素C即可滿足需求。

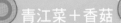 青江菜＋香菇　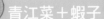 青江菜＋蝦子　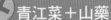 青江菜＋山藥　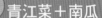 青江菜＋南瓜

　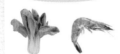　　

| 兩者皆屬於抗癌的佳品，所以共食的好處數也數不清。 | 這兩種食材一起吃，能增加鈣吸收，補腎、壯陽。 | 此二種食物盡量不要共食，以避免影響營養素的吸收。 | 青江菜和南瓜一起食用，會降低自身的營養價值。 |

49

青江菜雞肉麵

••••••••••••••• 材料 •••••••••••••••

雞胸肉..................15g 　　肉湯..................60ml
青江菜..................2 片 　　生薑..................1 塊
麵條..................100g 　　鹽巴..................少許

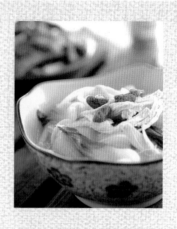

••••••••••••••• 作法 •••••••••••••••

1 雞肉洗淨,切成片;薑洗乾淨,切下一大塊。

2 將雞肉放入水中,加入薑片煮至爛,然後撈出來,用手撕碎成雞肉絲之後,再放回鍋中。

3 麵條另外用一鍋子煮至八成熟,先把麵條撈出來,接著把麵條丟入雞湯之中,繼續煮。

4 青江菜心洗乾淨,切碎,放入雞湯一起煮;在最後一個步驟中,我們加進鹽巴調味即可。

營養師 *point*

青江菜含豐富礦物質,能促進骨骼發育;雞肉肉質細嫩,有溫中益氣的功效,二者搭配能強壯身體。

青江菜燉金針菇

••••••••••••••• 材料 •••••••••••••••

金針菇..................100g 　　鹽巴..................少許
青江菜..................4 珠 　　香油..................少許

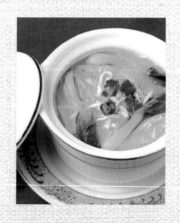

••••••••••••••• 作法 •••••••••••••••

1 用刀子將金針菇的尾段切除,浸水泡開,洗乾淨。

2 把青江菜的葉子一片片撕下來,葉葉沖洗乾淨。

3 在湯鍋裡面放入適量的雞湯,燒煮至湯熱,接下來加入金針菇、適量的鹽巴,一直煮到食材熟。

4 加入青江菜之後,再煮 2 分鐘,最後淋上香油即可。

營養師 *point*

本料理有清脂降壓的功能,推薦心血管病患者,或者是糖尿病患者食用。

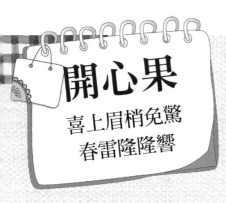

開心果

喜上眉梢免驚
春雷隆隆響

開心果什麼節氣吃最好？

雨水｜ 尚好 ｜驚蟄｜春分

驚蟄時節雷聲隆隆響，適量吃些開心果溫腎暖脾。

寶島產地： 本島多為進口。
寶島產季： 7～9月。
挑選祕訣： 外殼呈現乾淨奶黃色。
四氣五味： 性溫，味辛澀，無毒。

　　開心果是高營養的食品，其紫紅色的果衣含有花青素，而翠綠色的果仁中則含有豐富的葉黃素，不僅抗氧化，而且可保護視網膜，有效緩解視疲勞。

　　含有豐富油脂的開心果，有潤腸通便的作用，利於機體排毒。除此之外，它更富含精氨酸，還含有煙酸、泛酸、礦物質等等，可以預防動脈硬化的發生，有助於降低血脂，降低心臟病發作的危險，緩解身體疲勞，並能增進性慾。開心果還可溫腎暖脾、理氣開鬱、調中順氣，對於神經衰弱、浮腫貧血、營養不良、慢性瀉痢等等病症，具有輔助治療的作用。

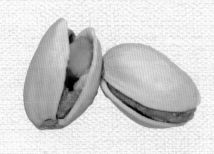

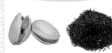 開心果＋芝麻	開心果＋芹菜	開心果＋啤酒	開心果＋黃瓜
芝麻補肝腎不足，開心果補益虛損，合用健腦益智。	兩者皆為降血壓和降血脂的良品，能預防動脈硬化。	喝啤酒時配上開心果，保護心血管，降低糖尿病風險。	開心果與黃瓜共食，容易導致腹瀉拉肚子的現象。

時令 Recipe 番茄黃瓜開心果

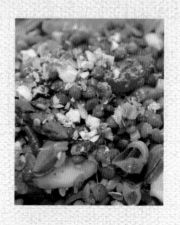

・・・・・・・・・ 材料 ・・・・・・・・・

開心果	1/2 杯	蒜蓉	6 匙
小黃瓜	2 條	辣椒粉	1/2 匙
番茄	1 顆	美乃滋	1/4 杯

・・・・・・・・・ 作法 ・・・・・・・・・

❶ 將開心果的外殼去掉，取出果仁，碾成碎碎的粗粒。

❷ 把小黃瓜的表皮沖洗乾淨，用刀子切去頭尾兩端，斜切成為一片一片的小黃瓜薄片。

❸ 把番茄先用清水仔細沖洗乾淨之後，除去番茄的外皮，接著切成一粒粒的番茄碎丁。

❹ 燒熱油鍋，加入黃瓜、番茄、開心果仁，拌炒均勻，接下來加入所有調味料進行調味即可。

 營養師 *point*

清爽可口，營養豐富，一般人群皆可以享食，唯獨身材偏屬肥胖者不宜食用過量，需要酌量取食。

開心果的祕密

傳說在西元前 3 世紀，亞歷山大遠征到達一處荒無人煙的地區時，軍隊已經缺乏糧食。但是，天無絕人之路，士兵們發現在一個山谷中長滿了某種樹，樹上果實累累，他們試著採此樹的果實來充饑，結果，發現此種果實不僅能吃，而且帶有一股香味，吃後使人精力充沛，體格強健，增強能力。

西元 5 世紀時的波希戰爭中，波斯人英勇無比，在惡劣的環境中愈戰愈勇，最終打敗了希臘人，其「秘密武器」就是士兵們吃了開心果。

因此，古代波斯國王將開心果視為「仙果」。當時波斯牧民在遊牧時，必攜帶足夠的開心果，才能進行較遠的遷移生活。

3月20日～3月22日 晝夜對分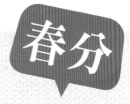

　　進入春分，太陽在這一天會直射赤道，南、北半球日照時間一樣長，全世界無論身處哪個國家，都是晝夜均分，白天佔了12小時，夜晚也佔了12小時；而春分的後一日起，白晝會越來越長，黑夜則一天比一天短。

　　由於春分時節的農作蟲害較為嚴重，農夫要特別注意剛種植農作物的照護，再加上氣溫變化較大，也會增加農作物受凍的機會，因此，春分這一個節氣，可以說是農民最忙碌之時。

　　有趣的是，春分與端午節相同，有著一項特別的「立蛋」習俗，亦可稱作「豎蛋」，據說是因為晝夜平衡，直立雞蛋的穩定性足，成功的機率最高。

　　現在每年一到春分，全國各地都會有數以萬計的人們，同時進行這項無國界之分的遊戲，中國民間的傳統習俗，儼然已經成為了世界習俗。

🧄 常見疾病

月經失調

　　春分時節開始，人體就處在一種運轉旺盛的情形下，特別容易衝出軌道，造成失調，女性生理期的分泌狀況，受到節氣的影響，也容易失去平衡，發生經期不規則、經血量不足、經血量過多、痛經……等等婦科失調的疾病。

　　月經的正常來潮，是成熟女人身體健康的重要指標；而月經不調則是台灣女性們一種相當常見的婦科疾病，如果沒有盡早調理醫治，病情較為嚴重者甚至還會導致不孕症的發生，留下終生遺憾，因此應積極治療為佳。

嗜睡症

　　進入春分節氣，天冷的情形變少了，氣溫漸漸回暖，正是適合睡眠的好時節，即便處在大白天，人們也容易感覺到睏倦，這個現象被稱為「春睏」。而嗜睡症分為輕度、中度、重度，雖然春分發睏的症狀僅僅屬於輕度嗜睡，然而仍需要藉由飲食與生活去改善，避免學習、工作效率不佳。

🧅 飲食原則

春分節氣，平分了晝夜，切分了寒熱，民眾積極保健養生，可千萬別忘記了注重體內的陰陽平衡，三餐調養的方面，應當根據自身體質屬性、健康狀況，擬定飲食計畫，選擇最適合自己的膳食，保持機體功能協調平衡。

寒性食物誤區

偏溫、偏寒、偏冷、偏熱的飲食，都不適合在春分時節享食，尤其是攝取過量寒性食物，將大大傷害脾臟、胃腸，引發消化系統的諸多病症；若想吃偏向寒冷的食品，例如：春筍、牡蠣、螃蟹……等，烹飪時建議佐以蔥末、薑絲、米酒等溫性佐料，則能夠平衡菜肴本身的寒涼性。

節制飲酒

春天養肝的原因，即在於維持肝臟的陰陽平衡，而喝酒最傷肝，眾人皆知，酒量再好的人，肝臟處理酒精的能耐還是有限度，一瓶 300cc 的台灣啤酒，肝臟大概要耗費 3 小時才能解酒，也就是說，體內的酒精濃度越高，肝臟就得越辛苦地工作，健康負擔當然也就越大；一旦飲酒過量，超過肝臟的能耐，肝細胞就會發炎壞死，進而引起酒精性肝炎、肝纖維化、肝硬化……等。

由此可見，春季是極度不適合飲酒的，除了戒除酒精類飲品，多喝白開水，或者搭配甘甜的蜂蜜，製作成潤燥的蜂蜜水，才是春分養生的上上策。

🧅 生活起居

有些人處理春分睏倦的方式，是睡更多的覺，補更多的眠，以為能夠振作精神，實際上，這樣的生活方式，會造成睡眠過度，久而久之，大腦皮層一直在受到抑制的狀態下，不但嗜睡的問題沒解決，甚至反而會越來越嚴重。

想改善愛睡覺的窘境，就從改善血液循環開始，請積極參予戶外活動，維持定時定量的運動習慣，讓血液裡的含氧量不匱乏，大腦也不容易缺氧，春睏的困擾，就可以獲得逆轉，運動流汗使人們精神狀態良好、元氣倍增。

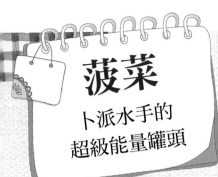

菠菜
卜派水手的超級能量罐頭

菠菜什麼節氣吃最好？

驚蟄│ 尚好 ▸ 春分│清明

菠菜可以疏肝養血，還可清熱潤燥，尤其適宜在驚蟄、春分和清明這三個節氣當中食用。

寶島產地：桃園、南投、台中以下地區。
寶島產季：10～5月。
挑選祕訣：莖挺直，無軟化或折彎。
四氣五味：性涼滑，味甘，無毒。

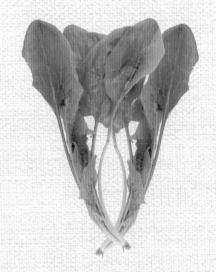

菠菜含有豐富的維生素A、維生素C及礦物質，尤其維生素A、維生素C含量是所有蔬菜類之冠，人體造血物質鐵的含量也比其他蔬菜為多。植物中所含的鐵被稱為非血紅素鐵，與動物中所含的鐵相比較，它具有吸收率不高的缺點，而菠菜中含有提高鐵質吸收的維生素C，對於貧血確有特殊食療效果。

菠菜富含有助於骨骼生長的錳元素，對於兒童時期的生長發育有著顯著功效。

常常吃菠菜，有疏肝、清熱、潤燥、解毒的功效，尤其適合在春季肝陽偏亢的時節食用。

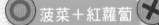 菠菜＋紅蘿蔔　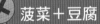 菠菜＋豆腐

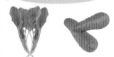　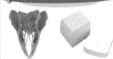

有效預防白內障、青光眼、視力衰弱等眼部疾病。

生成草酸鈣，影響鈣吸收，若共食，最好先汆燙菠菜。

菠菜＋黃豆　菠菜＋黃瓜

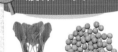　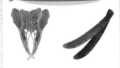

黃豆含鐵質，菠菜草酸多，一起吃會影響鐵的吸收。

黃瓜中含有維生素C分解酶，並不宜搭配菠菜同食。

菠菜拌腐竹

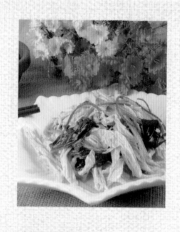

材料

菠菜	一把	白醋	少許
腐竹	適量	鹽巴	少許
甜椒	適量	糖	適量

作法

1. 首先,將菠菜一葉一葉在水下沖洗,避免農藥殘留。

2. 腐竹浸泡在水中,等待其被水泡發開來。

3. 鍋內燒開水,將菠菜、腐竹燙熟,將兩者切段,甜椒則切絲。準備一個碗,食材通通放進碗中。

4. 倒進適量白醋、糖、鹽巴,攪拌均勻即可。

營養師 *point*

菠菜拌腐竹是一道可以平肝、止血、潤燥的料理,能延緩衰老、抗氧化。

菠菜粥

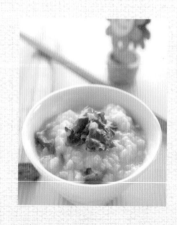

材料

菠菜	100g	白醋	少許
白米	100g	鹽巴	少許

作法

1. 將菠菜洗乾淨,煮一鍋沸水,丟進鍋中汆燙一下。

2. 把菜葉通通撈出放涼,擠乾水分,切碎,備用。

3. 白米放在洗米專用鍋中,用手淘洗乾淨,加入適量的水,慢慢地煮成粥,大約八分熟即可。

4. 接下來,加入事先切碎的菠菜碎末,再一起煮至粥熟,即可加鹽,盛裝起來,熱熱地來一碗。

營養師 *point*

美味的菠菜粥,能平肝、止血、潤燥、益精、通血脈、聰耳、明目、止煩、止渴、止瀉……。

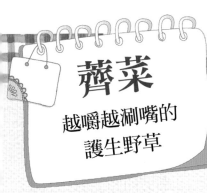

薺菜
越嚼越涮嘴的護生野草

薺菜什麼節氣吃最好？

尚好 春分｜清明｜穀雨

薺菜適宜於春分、清明和穀雨時節吃，益肝，和脾。

寶島產地： 全境皆可種植。
寶島產季： 4～6月。
挑選祕訣： 顏色深綠，尚未開花。
四氣五味： 性微寒，味甘，無毒。

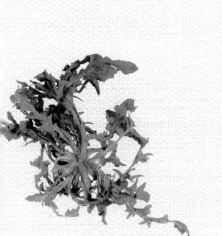

薺菜是一種野菜，春天摘些薺菜的嫩莖葉，汆燙過後，無論是涼拌、沾醬、煲湯、炒食，都是餐桌上不可缺少的美味。有一句諺語是這麼說的：「三月三，薺菜當靈丹。」薺菜中豐富的維生素C和胡蘿蔔素，有助於增強機體的免疫功能。

薺菜當中有薺菜酸，具止血效用。與馬齒莧搭配，會增強清熱、涼血、止血之功能，二者又均可以刺激子宮興奮，運用於婦女崩漏、月經過多、產後惡露不絕……等等症狀的治療上，效果顯著。

此外，薺菜還能降低血壓、健胃消食，治療胃痙攣、胃潰瘍、痢疾、腸炎、水腫、淋病、乳糜尿……等病症，對麻疹也有良好的預防作用。

薺菜＋雞蛋	薺菜＋豆腐	薺菜＋紅棗	✗ 薺菜＋麵食
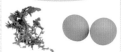		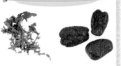	
清肝、明目，建議眩暈頭痛、目昏眼乾者多多攝取。	涼肝止血，適宜月經血量多、便血、尿血等患者食用。	因為身體內傷而吐血者，可以搭配兩者食用來減緩。	與澱粉類的麵食共同進食，恐怕會引起背部不適感。

時令 Recipe

薺菜菊花肉湯

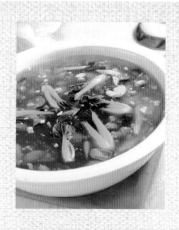

······· 材料 ·······

雞肉.....................250g　　菊花.....................80g
生薑.....................4 片　　薺菜.....................200g

······· 作法 ·······

❶ 雞肉切成小塊狀,與生薑一起放入鍋子內,並加進適量的清水,接著再用小火來燜煮。

❷ 煮上大約一個半小時之後,開鍋蓋,檢驗一下雞肉的硬度,確認雞肉是否已經足夠爛熟。

❸ 接著加進薺菜段、菊花,再繼續燜煮約莫半小時。

❹ 最後,去掉菊花渣、薺菜渣,調味後,飲湯食肉。

營養師 *point*

薺菜菊花肉湯不僅可補心安神,還能養血、止血,清熱又降壓,最適合一般人群在春天食用之。

時令 Recipe

薺菜蛋花湯

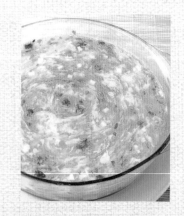

······· 材料 ·······

薺菜.....................150g　　鹽巴.....................適量
雞蛋.....................2 顆　　植物油.....................適量

······· 作法 ·······

❶ 在炒鍋內盛裝適量水,開大火,加蓋煮沸。

❷ 接下來,滴進適量植物油,將事先清洗乾淨的薺菜下鍋之後,再次將湯煮至滾沸狀態。

❸ 雞蛋打入碗中,攪勻,緩緩倒下湯鍋,稍煮片刻。

❹ 加鹽巴調味,再盛入大湯碗內,即可開動。

營養師 *point*

營養師推薦給高血壓病患們的薺菜蛋花湯,可清肝涼血,平肝熄風功效。

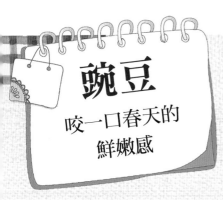

豌豆
咬一口春天的鮮嫩感

豌豆什麼節氣吃最好？

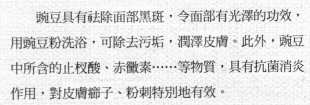

尚好 春分｜清明

豌豆清燥熱又利濕氣，最適合春分和清明時節食用。

寶島產地：彰化。
寶島產季：12～3月。
挑選祕訣：翠綠、扁平，莢筋短小為佳。
四氣五味：性平，味甘，無毒。

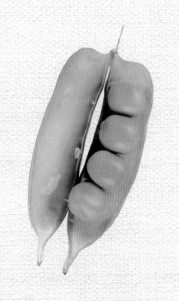

　　豌豆具有祛除面部黑斑，令面部有光澤的功效，用豌豆粉洗浴，可除去污垢，潤澤皮膚。此外，豌豆中所含的止杈酸、赤黴素……等物質，具有抗菌消炎作用，對皮膚癬子、粉刺特別地有效。

　　豌豆苗的嫩葉中，富含維生素C和能分解體內亞硝胺的酶，可以分解亞硝胺，能幫助人體抗癌、防癌。豌豆裡面的粗纖維豐富，能促進大腸蠕動，保持大便通暢，防止便祕，具有清腸作用。

　　產後乳汁不下的婦女食用豌豆，可以通乳。但豌豆不宜多食，吃得太多，會發生腹脹的不良毛病。

⊙ 豌豆＋玉米	⊙ 豌豆＋白米	⊙ 豌豆＋羊肉	✕ 豌豆＋醋
		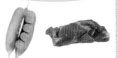	
如果這兩種食材同食，能達到蛋白質互補的良好作用。	吃白米的時候配上一些豌豆，和中下氣、通乳利尿。	羊肉再加上豌豆，會明顯地提高相互之間的營養價值。	吃豌豆時，避免搭配醋類，否則恐引起人體消化不良。

豌豆膏

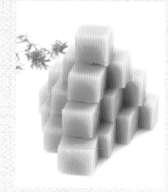

材料

豌豆	1000g	細砂糖	500g
紅棗	150g	酵母粉	適量

作法

1. 將豌豆去皮碾碎；紅棗洗淨煮爛，製成紅棗汁。

2. 鍋中裝水，加進豌豆渣、酵母粉，小火煮約1.5小時。

3. 呈現稀糊狀的時候，將其過篩成為細細的泥狀。

4. 將豆泥加入細砂糖、紅棗汁攪拌均勻，倒入盤裡面晾涼，想吃的時候，再切成小方塊即可。

營養師 *point*

清涼爽口的豌豆膏，當成小點心食用，能夠幫助機體去除體內的熱氣，屬於一般體質均可食用。

雪梨豌豆炒百合

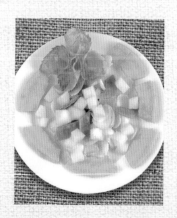

材料

雪梨	200g	檸檬	半顆
百合	1朵	鹽巴	5g
豌豆	150g	糖	適量
南瓜	150g	太白粉	適量

作法

1. 將雪梨削皮之後，切成塊；豌豆、百合則分別掰開洗淨；南瓜也切成薄片；最後將檸檬擠出汁。

2. 煮沸一鍋水，將雪梨、豌豆、百合、南瓜……等食材過沸水之後，撈出來助其散熱。

3. 取一油鍋，將鍋中的油燒煮至熱，再放入**步驟2**中的所有食材，拌入調味料翻炒一陣。

4. 待食材皆熟透，用太白粉來勾芡，出鍋即可食用。

營養師 *point*

本料理能夠滋陰潤肺，生津止渴；適合熱病消渴、肺熱咳嗽者補充營養。

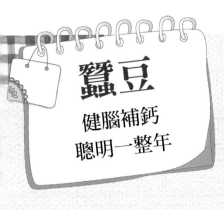

蠶豆
健腦補鈣
聰明一整年

蠶豆什麼節氣吃最好？

尚好 春分｜驚蟄｜穀雨

蠶豆健脾消腫，適合驚蟄、春分和穀雨食用。

寶島產地：雲林、嘉南、高屏。
寶島產季：3～4月。
挑選祕訣：皮薄，肉嫩，筋不黑。
四氣五味：性平，味甘微辛，無毒。

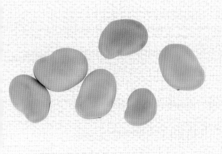

　　蠶豆含有豐富的蛋白質，多種營養成分和微量元素，所含的鈣、磷、鐵的含量比其他豆類高，並含有豐富的膽石城，且不含膽固醇，能增強記憶力，促進人體骨骼生長，對兒童智力發育、骨骼生長以及中老年人強身健體都有很高營養價值，是健腦補鈣佳品。

　　蠶豆異黃酮具有植物性類雌激素活性，能夠延遲女性衰老，使皮膚保持彈性、養顏、豐乳、減少骨質丟失，促進骨骼生成、減輕女性更年期綜合症症狀等。蠶豆中含有的鉻元素和多元不飽和脂肪酸，都對血管有良好的保護作用，可以預防和減緩糖尿病的併發症，並且改善糖尿病症狀。

蠶豆＋牛肉	蠶豆＋枸杞	✕ 蠶豆＋田螺	✕ 蠶豆＋菠菜
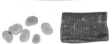			
 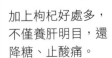	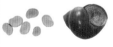		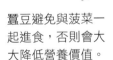
蠶豆搭配牛肉是適宜的，能發揮健脾消腫的食材特性。	加上枸杞好處多，不僅養肝明目，還降糖、止酸痛。	產生腹脹、腹瀉、噁心等反應，容易引發結腸癌。	蠶豆避免與菠菜一起進食，否則會大大降低營養價值。

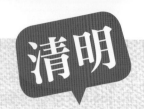

清明

4月4日～4月6日 草木萌生

　　清明是二十四節氣之一，也是二十四節氣中，唯一既是氣象節氣又是傳統節日的「清明節」。「清明節」是國內掃墓祭祖的重要節日，每年的這個時候，後代子子孫孫都會來到祖先的墳墓前，打掃墓園，焚香祭拜，以表達吃果子、拜樹頭的慎終追遠之意。除此之外，自從清明掃墓盛行之後，民間便將清明節列為三大鬼節之一，自古相傳柳枝有驅邪功能，所以民眾在這一日會在門口插根柳枝來避邪，插柳枝也成為清明時節的一大特色。

　　「清明時節雨紛紛」清楚點出了此一時節的氣候特色，指的是天氣多雨的現象，然而，根據統計資料顯示，清明節以後至梅雨期來臨前，為台灣春雨期和梅雨期間的過渡期。這段時間裡，不見得會出現清明時節「霪雨紛紛」的現象；反之，如果因為鋒面離去而降雨機會減少，反而會造成傳說中的「春旱」。

　　正因為此一節氣的氣候變化極大，忽乾冷濕，冷熱無常，農作物的生長更容易受到干擾，所以農夫們也要記得關注稻作的生長情形。

❂ 常見疾病

憂鬱症

　　陰雨綿綿的清明節氣中，太陽日照的時數相對變少，沒有了和煦陽光的滋潤，憂鬱症病患復發的機率便會大大爆增。

　　要改善低迷的情緒，運動與睡眠皆相當重要，此外，病患必須更專注在情緒掌控，周圍的親朋好友也可以給予患者關懷陪伴，成為他們的支柱。

躁鬱症

　　清明季節交替之際，是躁鬱症的好發時期，若碰上連日的陰雨，最容易導致患者情緒不平穩，影響睡眠品質，甚至萌生暴力、自殘、自殺的念頭，病患必須找到健康的方法紓解壓力，以避免悲劇的發生。

🧅 飲食原則

在清明節氣裡，除了以清補、去濕、排毒為飲食原則之外，避免食用過酸的食品，否則容易造成脾胃的損傷。

吃了快樂的食物

小米、小麥、五穀饅頭、雜糧麵包、胚芽米、瘦肉、深綠色蔬菜……等等食材，皆含有豐富的維生素 B 群，能穩定神經系統，減緩焦慮的感受，受到憂鬱或躁鬱困擾的病患，三餐多多食用，可以提升情緒水平。

除此之外，提到快樂的水果就會聯想到香蕉，台灣香蕉的品質可說是全球之冠，盛產時價格便宜到不行。香蕉中含有大量的色胺酸，這種物質能夠提振精神，讓血清上升，讓心情隨時保持在愉悅的狀態之下。

不過，要提醒大家的是，香蕉是高碳水化合物、高鉀類的食物，如果您是糖尿病患或腎臟病患，則建議您食用香蕉的時候要節制些。

控制膽固醇

掃墓的時候，經常出現以下供品：家禽、家畜、動物內臟、鴨蛋等，這些食物含有較高膽固醇，要提醒慢性病患者，例如：高脂血症、心血管疾病、糖尿病患者少吃，以免攝取過量高膽固醇的食物，造成病情的惡化。

🧅 生活起居

清明節，是追悼先人的祭祀節，有著不凡的意義，然而，某些遠在外地的人，趕回老家參加掃墓，期間經過長途跋涉，奔波疲憊，倘若忽略好好休憩的重要性，身體的免疫力低下，疾病便會隨之撲煞而來。

不僅如此，掃墓讓人觸景傷情、悲從中來，一旦沒有好好控制負面情緒，心中產生過度的悲傷，對身體也將造成巨大的傷害。

因此，調節情緒，互相扶持，學習堅強樂觀的心態，亦是在此清明時節最為重要的功課，也是防止誘發疾病的唯一途徑。

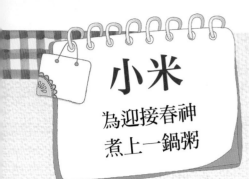

小米

為迎接春神
煮上一鍋粥

小米什麼節氣吃最好？

尚好 清明│穀雨│立夏

清明至立夏時節，天氣溫燥，多喝小米粥健脾除燥。

寶島產地：屏東、台東。
寶島產季：5～8月、12月。
挑選祕訣：金黃、清香、無碎渣。
四氣五味：性微寒，味甘，無毒。

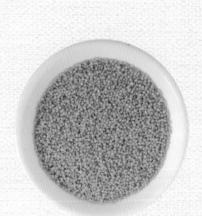

　　小米熬粥營養價值豐富，有「代參湯」之美稱，許多東方婦女在生育後，都會利用加了紅糖的小米粥來調養身體。因為小米具有滋陰養血的功能，是女性不可多得的好食材，能讓虛弱產婦的寒涼體質得到調養，幫助她們逐漸地恢復生產之前的體力。

　　此外，小米中含有類雌激素物質，為了美容可以多吃小米食品，它們具有撫平皺紋、減輕色斑、預防色素沉著、延緩衰老……等等功效。

　　小米中蘊含豐富的維生素 B_2，對女性會陰瘙癢、陰唇皮炎和白帶過多等婦科病，有良好的預防作用。

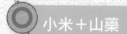 小米＋山藥　　 小米＋桑葚　　 小米＋核桃　　 小米＋杏仁

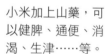

小米加上山藥，可以健脾、通便、消渴、生津……等。

兩者適合共同食用，能夠有效保護我們的心血管。

具有健腦益腎、緩解疲勞、養顏補虛的卓越功效。

此二種食材並不宜共食，不然容易會造成嘔吐、腹瀉。

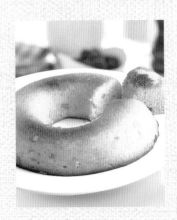

時令 Recipe 小米奶香蛋糕

· · · · · · · · · · · · · · · 材料 · · · · · · · · · · · · · · ·

小米麵粉.................300g 牛奶.........................適量
雞蛋.........................3 顆 白砂糖.....................3 匙
麵粉.........................50g

· · · · · · · · · · · · · · · 作法 · · · · · · · · · · · · · · ·

1 雞蛋打進容器中之後，將蛋黃和蛋白分開，先在蛋黃中放入 3 匙的白砂糖，一直攪拌至均勻。

2 蛋黃中加進牛奶，攪拌均勻，直至糖粉溶化為止。

3 在**步驟2** 加了糖的蛋黃中，接著再加入小米麵粉和麵粉，並且加進蛋白，再次攪拌均勻。

4 在烘焙模具裡面塗上適量的油，將攪拌好的麵糊倒進模具中，烤上大約 20 分鐘左右即可出爐。

營養師 *point*

一般人均可食用，尤適宜老人、病人、產婦等身體虛弱者作為點心食用。

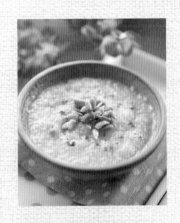

時令 Recipe 紅棗小米粥

· · · · · · · · · · · · · · · 材料 · · · · · · · · · · · · · · ·

小米.........................100g 紅棗.........................10 顆
柏子仁.....................15g 白糖.........................適量

· · · · · · · · · · · · · · · 作法 · · · · · · · · · · · · · · ·

1 將紅棗、柏子仁、小米……等等食材分別洗乾淨，然後分別放入碗內，並且以適量的水泡開。

2 將砂鍋沖洗乾淨之後，置放於火爐的上方，接下來我們將紅棗、柏子仁一起放入鍋子內部。

3 在鍋中斟酌加入適量的清水，開大火煮至滾。

4 待食材煮熟之後，轉成小火，加入小米，共煮成粥，至黏稠時，加入白糖，攪拌均勻即可。

營養師 *point*

小米粥對於一個夜夜失眠的患者來說是很好的輔助調養料理，它可補益腎氣，養血、安神。

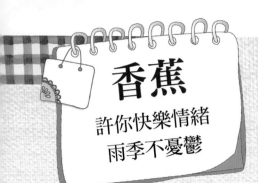

香蕉

許你快樂情緒
雨季不憂鬱

香蕉什麼節氣吃最好？

尚好▶清明 ｜ 穀雨

香蕉被稱為快樂食品，適合清明和穀雨時節食用。

寶島產地：台中、南投、台南、高雄、屏東。
寶島產季：2～6月。
挑選祕訣：圓潤無稜角，略帶黑斑。
四氣五味：性寒，味甘，無毒。

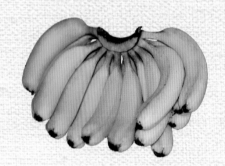

香蕉能夠促進大腦分泌內啡類的化學物質「血清素」，這種物質能刺激神經系統，緩和緊張的情緒，替人們帶來情緒上的歡樂與平靜。

此外，它還含有讓肌肉鬆弛的鎂元素，因此能減輕心理上的壓力，提高工作效率，降低疲勞，防治情緒之不安，預防憂鬱症或是躁鬱症；睡前吃點香蕉，對於人體還有一種鎮靜的作用。

香蕉富含鉀而含鈉量低，且不含膽固醇，人如缺乏鉀元素，就會發生頭暈、全身無力和心率失常，因此，香蕉是高血壓和心血管疾病的首選水果。糖尿病人進食香蕉可使尿糖降低，對緩解病情也有益處。

香蕉＋優酪乳	香蕉＋蜂蜜	香蕉＋花生	香蕉＋地瓜
			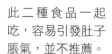
香蕉加優酪乳不僅好喝，亦可美容，大大補充營養。	兩者皆為養顏美容的聖品，更是甜點常見好夥伴。	花生不宜與香蕉共食，否則易臉上生斑、面色晦暗。	此二種食品一起吃，容易引發肚子脹氣，並不推薦。

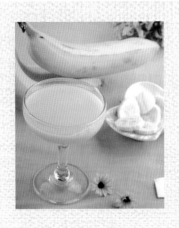

香蕉哈密瓜奶

材料

香蕉.....................2 根　　鮮奶.....................200cc
哈密瓜.....................150g

作法

1 將香蕉的外皮剝掉，用刀子切成大小適當的塊狀。

2 哈密瓜洗淨，去皮、去瓤，同樣地切成小塊狀。

3 將香蕉塊、哈密瓜塊、牛奶一同放入果汁機內。

4 按下開關，用果汁機攪打大約 2 分鐘的時間。

營養師 *point*

香蕉哈密瓜奶是一種能夠穩定情緒、消除壓力的飲料，最適合腦力工作者。

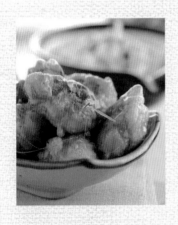

拔絲香蕉

材料

香蕉.....................3 根　　麥芽糖.....................1 匙
蛋.....................2 顆　　沙拉油.....................6 碗
麵粉.....................1 碗　　黑芝麻.....................2 匙
砂糖.....................6 匙

作法

1 香蕉去皮，切成滾刀塊；蛋打散，與麵粉拌勻。

2 將砂糖、純麥芽加水，在鍋中煮上一陣子，待砂糖溶化以後，再用小火將其慢慢熬成黃色。

3 糖快完成時，另外取一鍋，將沙拉油燒熱之後，把香蕉沾上麵糊，入油鍋炸，炸至金黃色。

4 香蕉塊倒進糖汁中拌勻；撒上黑芝麻，即可食用。

營養師 *point*

柔軟鮮嫩，適合一般人食用，唯體質虛寒、脾胃虛寒、胃酸過多、腹瀉者慎食，取食必須要酌量。

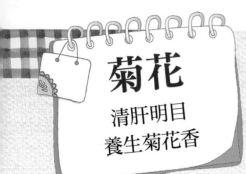

菊花
清肝明目
養生菊花香

菊花什麼節氣吃最好？

春分 ｜尚好 清明 ｜穀雨

菊花平肝明目、提神醒腦，適合春分、清明和穀雨。

寶島產地：苗栗、台東。
寶島產季：全年可栽培。
挑選祕訣：呈現球狀，聞得到清香。
四氣五味：性微寒，味甘苦，無毒。

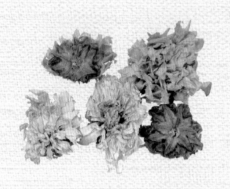

　　菊花有黃菊、白菊和野菊花三種，黃菊花味苦，常用於疏散風熱，白菊花味甘，多用於平肝明目，野菊花味甚苦，偏於清熱解毒。

　　清明和穀雨時節，高地乾燥多風，平地則潮濕多雨，人體肝陽偏亢，易引發高血壓或中風等等疾病，而菊花既能清肝火，又能散風熱，在這個時候加上一些枸杞或桑葉，做為日常茶類飲品來飲用，對於預防感冒、高血壓和中風，皆有良效。

　　菊花清香濃郁，有提神醒腦和緩解視疲勞作用，常用菊花，對腦力工作者和學生有益。但菊花性寒，寒性體質者，則不宜食用過量。

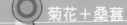 菊花＋苦瓜　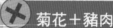 菊花＋桑葚　✖ 菊花＋豬肉　✖ 菊花＋蓮藕

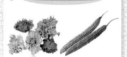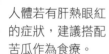　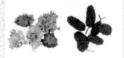　　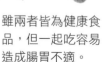

人體若有肝熱眼紅的症狀，建議搭配苦瓜作為食療。

兩者皆為清肝明目的食品，若共食可滋腎、益陰。

豬肉加上菊花，會引發人體中毒，食用上不可不慎。

雖兩者皆為健康食品，但一起吃容易造成腸胃不適。

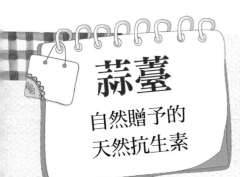

蒜薹

自然贈予的天然抗生素

蒜薹什麼節氣吃最好？

尚好→ 清明 | 穀雨

蒜薹殺菌消食，清明和穀雨時節可多多食用。

寶島產地：台南。
寶島產季：2～4月。
挑選祕訣：濃綠鮮脆，無過老纖維。
四氣五味：性溫，味辛，無毒。

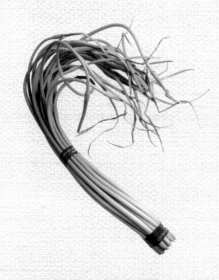

　　蒜薹中含有辣素，可以殺滅金黃色葡萄球菌、鏈球菌、痢疾桿菌、大腸桿菌、霍亂弧菌……等等多種病菌和寄生蟲，其殺菌能力已經達到青黴素的十分之一，具有預防流感，防止傷口感染以及驅蟲的功效，因此被大家稱為「天然抗生素」。

　　蒜薹外皮有豐富的纖維素，可刺激大腸排便，多食用蒜薹，能調治便祕和預防痔瘡的發生。

　　蒜薹中的大蒜素和大蒜甙能夠降低胃內的亞硝酸鹽，增強肝細胞解毒酶的活性，具有較強的抗腫瘤作用。不僅如此，蒜薹作為餐桌上的料理，還可以有效健脾胃、消食積，增進食慾。

蒜薹＋萵苣	蒜薹＋雞蛋	蒜薹＋豬肝	✕ 蒜薹＋大蔥
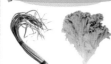	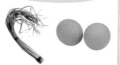	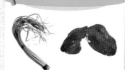	
兩者同食，殺菌消炎，防止牙齦出血，清理內熱。	雞蛋和蒜薹一起吃，可以互補，增加其營養價值。	搭配豬肝，活血明目，可以有效緩解大腦的疲勞感。	吃了蒜薹，就避免再吃下大蔥，免得容易生出口瘡。

蒜薹炒豬肝

時令 Recipe

材料

豬肝.....................200g	大蒜.....................適量
蒜薹.....................100g	八角.....................適量
米酒.....................適量	黑胡椒.....................適量
醬油.....................適量	鹽巴.....................適量
麵粉.....................15g	香油.....................適量
生薑.....................適量	

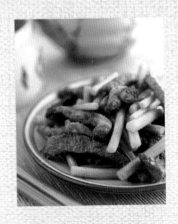

作法

1. 豬肝清洗浸泡1～2小時；蒜薹切段，用開水汆燙過；生薑切成薑絲；大蒜切成碎蒜末。

2. 豬肝瀝乾之後，用少量米酒、醬油、麵粉簡單勾芡。

3. 炒鍋熱油，倒入薑絲、蒜末、八角翻炒，將豬肝倒入，快速爆炒，加入蒜薹翻炒，再以鹽巴、黑胡椒調味。

4. 以少量水燜上幾分鐘，再滴入香油即成。

營養師 *point*

此料理既可補血、補腦，還可以護眼睛，有助於緩解大腦疲勞，特別推薦給腦力工作者食用。

蒜薹回鍋肉

時令 Recipe

材料

豬肉.....................250g	豆豉.....................30g
青椒.....................40g	白砂糖.....................10g
蒜薹.....................40g	

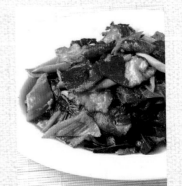

作法

1. 將豬肉先煮至八成熟，取出，切成肉片。

2. 在鍋中加入少許的油，將油先給燒熱之後，再加入適量的豆豉，用大火快炒，炒至香味溢出。

3. 下切好的肉片，炒至肥肉部分面積變小、捲曲起來，將青椒及蒜薹丟進去，一同炒熟。

4. 最後，加入白砂糖，完成調味即可。

營養師 *point*

整胃又滋陰的蒜薹回鍋肉，適合體質虛弱者食用，可以做為健康的下飯菜。

4月19日～4月21日 雨養百穀

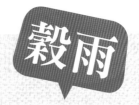

穀雨

「穀雨」二字源自古人的「雨生百穀」，為春季的最後一個節氣，此時農民們已經春耕完畢，水稻形成幼穗，蹈田中需要較多的雨水來滋潤，而這個時間點，雨水往往亦不負眾望，相當充沛，加上氣溫回升速度加快，大大有利穀類農作的生長發育，便成為播種、移苗、種瓜、點豆的最佳節氣。

天文專家表示，每年到了「穀雨」這個時節，雨水會明顯地增多；此外，這時候的桃花正在盛開，所以也有人稱穀雨節氣時的雨為「桃花雨」。

🍠 常見疾病

穀雨最大的氣候特點為溫暖潮濕，是一個濕邪容易侵入人體為患的時節，如果讓過多濕氣停滯人體內，沒有適當管道適度排解，就容易產生濕熱的疾病，例如：身體笨重、有氣無力、頭重暈眩、胃口不佳、肌肉痠痛……等不適。

自律神經失調

日夜溫差大的春季，如果身上背負著過重壓力，或者是環境的干擾，容易引發人體的自律神經失調，身體的調節器故障，進一步便造成焦慮、沮喪、失眠、耳鳴……等症狀，並且亦會導致體質虛寒，造成惡性循環。

過敏性鼻炎

春天是病毒的活躍季節，要小心易誘發上呼吸道疾病，再加上春天百花盛開、傳遞花粉，居家空氣中的灰塵或塵蟎，數量也開始增加，最容易引起過敏性鼻炎，也就是俗成的「鼻子過敏」、「花粉症」，患者除了打噴嚏之外，還會出現擤不完的鼻涕，嚴重者影響工作與睡眠，極為困擾。

🍠 飲食原則

穀雨時節，請持續遵循清淡的原則，以疏肝、健脾、祛濕為飲食重點，多吃原味蔬果，少吃油膩肥厚味，不宜進食紅油抄手、剝皮辣椒、麻辣火鍋……等，這一類大辛大熱之品，恐怕會將人體內暗藏的濕邪化為火。

防濕邪侵襲傷身

穀雨節氣後，降雨增多，空氣中濕度逐漸變大，在日常生活中，飲食可增加一些利水滲濕的食物，發揮它們祛濕的食療功效，例如：薏仁、玉米、白蘿蔔、冬瓜、蓮藕、海帶……等等，都屬於此類食材。

穀雨吃香椿

在某些地區，穀雨時節有一項「食香椿」的習俗。

據說最早在漢朝時期，中國人就已經有食用香椿的習慣了，古代農市把香椿稱「椿」，把臭椿稱為「樗」；香香的「椿」，還曾經與荔枝一起被作為南、北用來進貢的兩大貢品，深受宮廷人士們的喜愛。

穀雨是春天裡的最後一個節氣，百姓們捨不得這明媚的春光，由於「椿」與「春」同音，所以會採摘下些許鮮嫩的椿芽，和雞蛋一起炸了吃，細細品味春天的味道，有種留駐春天、年年有餘的含意在。

穀雨前後，恰巧是香椿上市的時間，這個時候的香椿營養價值最高，且醇香鮮嫩，有「雨前香椿嫩如絲」之美喻。做為養生的食材，香椿具有健胃、理氣、止瀉、潤膚、抗菌、消炎、殺蟲……等多重功效，多吃能夠提高人體免疫力。

🍅 生活起居

空氣濕度特別大的穀雨時節，體質屬於寒症的人們，勢必要記得注意保持自身溫暖。俗話說「穀雨凍死老鼠」，春季和煦的陽光，讓人一個不小心就忽略氣候仍然多變，建議衣著雖然慢慢減少，也不要過於單薄，早晚在外頭通勤，還是多準備一件外套防寒為上策。

此外，風大沙多，也是穀雨節氣的顯著特點，踏出戶外，要小心空氣懸浮的沙塵，可以關注浮塵量，避開浮塵量較重的時段外出，並且建議戴口罩。

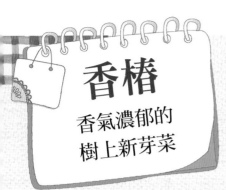

香椿
香氣濃郁的樹上新芽菜

香椿什麼節氣吃最好？

春分 ｜ 清明 ｜ 尚好 穀雨

氣味濃郁的春季佐料香椿，可以清熱祛濕，健脾理氣，適合春分、清明、穀雨食用。

寶島產地：台東。
寶島產季：3～5月。
挑選祕訣：葉短鮮嫩，無老枝葉。
四氣五味：性涼，味苦，無毒。

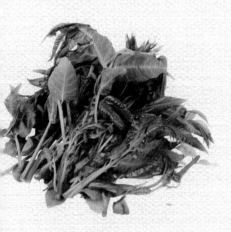

　　香椿是香椿樹上冒出的嫩芽，其葉厚、芽嫩、綠葉紅邊、香味濃郁。屬於春季時令菜的香椿，應該要吃早、吃鮮、吃嫩，以春分至穀雨時節最為合適。

　　香椿不僅營養豐富，且藥用價值高，可以輔助治療腸炎、痢疾、泌尿系統的感染等等病症。

　　其富含維生素 C、維生素 E、胡蘿蔔素和性激素物質等等，有助於增強機體免疫功能、潤滑肌膚、抗衰老，因此，女性常吃香椿，有美容養顏的功效，也被運用在治療不孕症、不育症之上，效用極佳。

　　然而，香椿為發物，患有慢性病者應要慎食。

⊚ 香椿＋雞蛋	✕ 香椿＋豬肉	✕ 香椿＋牛奶	✕ 香椿＋花椰菜
	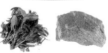		
雞蛋加上香椿，是能讓彼此營養價值提高的好夥伴。	豬肉並不適合與香椿一起吃，因為會令人腹部脹痛。	香椿與牛奶不是適宜的搭檔，會引發腹脹、腹瀉。	香椿加上花椰菜，一起吃會嚴重影響到鈣質的吸收。

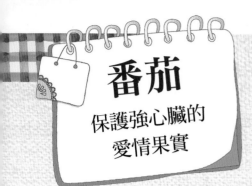

番茄
保護強心臟的愛情果實

番茄什麼節氣吃最好？

尚好 穀雨｜立夏｜小滿

番茄生津止渴，頗適合穀雨、立夏和小滿。

寶島產地：台灣南部與東部。
寶島產季：12 ～ 6 月。
挑選祕訣：底部呈現圓滑弧形。
四氣五味：性涼，味酸甘，無毒。

　　番茄汁中所含果膠及纖維素，可以有效的清除體內的垃圾，有潤腸通便作用，可防治便祕。

　　此外，珍貴的番茄紅素，可清除前列腺中的自由基，保護前列腺組織，啟動淋巴細胞對癌細胞的殺傷作用，阻止癌變進程。由此可見，攝入適量的番茄紅素，對前列腺癌、乳腺癌有預防作用。

　　男性攝取番茄之後，番茄紅素一旦被吸收，會聚集於前列腺，促使前列腺液分泌旺盛，進而維護射精功能；女性多吃番茄，則可激發性慾和激情。所以，番茄才會被譽為「神奇的愛情果」。

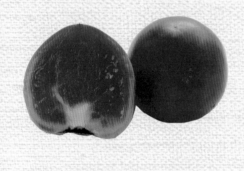

番茄＋青花菜	番茄＋黃瓜	番茄＋花生	番茄＋豬肝
		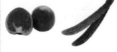	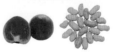
兩者同為抗癌的絕佳好食材，一起吃的效果更加倍。	內含有維生素C分解酶的黃瓜，將使番茄營養打折。	番茄與花生盡量勿一同食用，否則將容易引發胃痛。	不建議同食兩者，會降低二食材其中的營養價值。

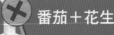
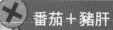
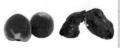

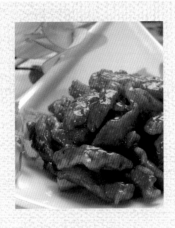

茄汁里肌肉

•••••••••••••• 材料 ••••••••••••••

豬里肌肉..................300g　　番茄醬......................適量
生薑..........................適量　　麵粉..........................適量
青蔥..........................適量

•••••••••••••• 作法 ••••••••••••••

1 首先，把新鮮的豬肉切成一大片一大片，並沾上一點點的水與麵粉，下鍋炸，炸至肉質外酥內嫩。

2 把炸好的豬肉片撈出來，放在鐵網上，慢慢瀝乾油。

3 在鍋內放入少許的油，投入事先切好的薑絲、蔥末爆香以後，再一次丟下**步驟1**中炸過的豬肉片。

4 淋上番茄醬，翻拌均勻後，起鍋，裝盤，即完成。

營養師 *point*

酸酸甜甜的茄汁里肌肉，吃一片就馬上開胃，是在穀雨時節適合全家大大小小的下飯好料理。

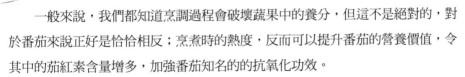

番茄的祕密

　　一般來說，我們都知道烹調過程會破壞蔬果中的養分，但這不是絕對的，對於番茄來說正好是恰恰相反；烹煮時的熱度，反而可以提升番茄的營養價值，令其中的茄紅素含量增多，加強番茄知名的的抗氧化功效。

　　根據研究統計，以攝氏 88 度的火力烹煮番茄為例子，在經過了大約 2 分鐘、15 分鐘以及 30 分鐘之後，番茄中的茄紅素分量，已分別增加了 54%、171% 及 164%，由此可見，番茄熟食比生食好。

　　除此之外，茄紅素是可以溶於脂肪之中的物質，油脂令茄紅素更容易被人體的消化系統吸收，所以烹煮番茄料理時，記得添加少許食用油。

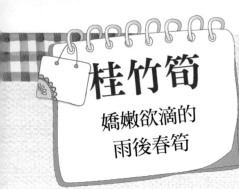

桂竹筍
嬌嫩欲滴的雨後春筍

桂竹筍什麼節氣吃最好？

清明 | 尚好 穀雨

對於清明與穀雨來說，桂竹筍是一道時令佳珍。

寶島產地：新北、桃園、新竹、苗栗。
寶島產季：4～5月。
挑選祕訣：顏色嫩黃、纖維細者佳。
四氣五味：性寒，味甘，微苦，無毒。

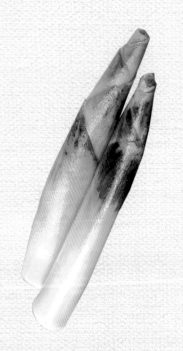

　　桂竹筍有吸收其他食物鮮味的特點，既能與肉類、禽類及海鮮類葷料合烹，亦可輔以食用菇類、葉菜類等素菜合燒。其味道清淡鮮嫩，營養豐富，是低脂肪、低澱粉、多纖維的營養美食，具有吸附脂肪、促進發酵、助消化、助排泄、防止便祕……等健康作用，更帶來足夠的飽腹感，是減肥理想食物之一。

　　用桂竹筍熬粥，對久瀉形成的脫肛有很好的療效。除此之外，桂竹筍的鉀含量豐富，由於高血壓的病患需要多吃高鉀、低鈉的食物，所以它也相當適合高血壓病人食用。常吃筍，有滋陰、益血、化痰、消食、利便、明目等功效。

 桂竹筍＋豬肉　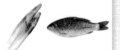 桂竹筍＋鯽魚　 桂竹筍＋豆腐　 桂竹筍＋羊肝

桂竹筍與豬肉可同做料理，滋陰補血，清熱除煩。	兩種食材搭配烹煮，既清熱化痰，亦益氣養陰。	桂竹筍中含草酸，會與豆腐的鈣結合，變成草酸鈣。	羊肝與桂竹筍並不適宜共食，因為容易造成視力受損。

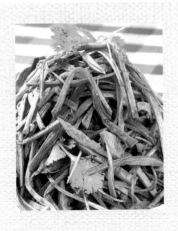

涼拌脆筍

材料

桂竹筍	適量	黑醋	適量
黃瓜	適量	大蒜	適量
火腿	少許	白糖	少許
鹽巴	適量	香菜	適量

作法

1. 桂竹筍去皮、切絲，盛一鍋冷水，慢慢將筍煮開。

2. 水滾一陣之後，關火，撈出筍，洗淨，瀝乾，備用。

3. 將黃瓜切絲；火腿切成粗細差不多的絲；大蒜切末。

4. 所有材料放入碗內拌勻，加上所有調味料之後，一起醃製大約10分鐘的時間，即可食用。

營養師 point

本道佳餚可開胃健脾，寬胸利膈，通腸排便，增強免疫力；對於肥胖和習慣性便祕的人尤為適合。

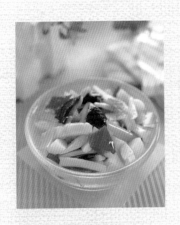

油燜筍菇

材料

桂竹筍	300g	生薑	5g
鮮香菇	200g	高湯	適量
花椒油	3g	鹽巴	3g
青蔥	5g	白糖	5g

作法

1. 第一個步驟中，我們先將桂竹筍切成段狀；香菇則是洗淨並切去蒂頭，用沸水汆燙之後，放涼。

2. 在鍋中加入一點油，燒熱，接著加入切好的蔥末、薑末、花椒……等等調味品，共同炒出香味來。

3. 加入高湯、鹽巴、白糖來調味，在鍋中丟下筍子、香菇，用慢火煨燜，直至食材都入味。

4. 最後，將湯汁收乾，淋上花椒油，盛入冷盤。

營養師 point

此類菜餚烹調所需時間較長，蔬菜的營養流失較為嚴重，但熱量通常不高，減肥期間可以斟酌食用。

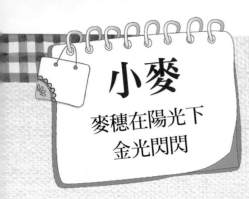

小麥

麥穗在陽光下金光閃閃

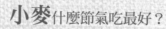

小麥什麼節氣吃最好？

尚好 穀雨｜立夏｜小滿

小麥養心且安神，最適合穀雨和立夏、小滿時節吃。

寶島產地：台中、彰化。
寶島產季：3月、11月。
挑選祕訣：金黃飽滿，無異味。
四氣五味：性涼，味甘，無毒。

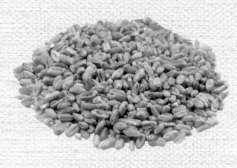

　　小麥是人類的主食之一，屬於甘涼的食物，可以養心除熱，止煩解渴，利小便，如果能夠持續長時間食用小麥，將使人體肌肉結實，腸胃養好，增強元氣。

　　倘若經常性悲傷欲哭，心中煩亂，睡眠不安，有更年期症候群的病症，或者神經衰弱，只要是辨證屬於心陰不足者，皆適宜多多食用。

　　浸水淘洗小麥的時候，那些不會沉於水底的叫「浮小麥」，品質最佳，它能益氣除熱，防止人體盜汗。小麥苗可除煩熱、療黃疸、解酒毒。經常食用小麥苗，可抑制癌細胞滋生，清除體內鉛、汞、鋁、銅等等有毒金屬，降低高血壓。

小麥＋玉米	小麥＋山藥	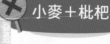 小麥＋枇杷	小麥＋小米
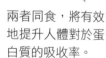	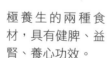	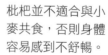	
兩者同食，將有效地提升人體對於蛋白質的吸收率。	極養生的兩種食材，具有健脾、益腎、養心功效。	枇杷並不適合與小麥共食，否則身體容易感到不舒暢。	小麥與小米一起吃，僅僅會降低兩者的營養價值。

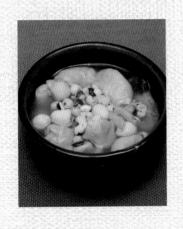

小麥百合燉豬心

材料

小麥	30g	百合	25g
豬肉	100g	鹽巴	5g
豬心	1顆	生薑	適量

作法

1 首先，我們將小麥、百合分別用水沖洗乾淨。

2 將豬心用水稍微浸泡片刻之後，洗乾淨，不用切。

3 把小麥、百合、豬心、豬肉……等食材，與生薑一同放進鍋裡，並且加入冷水大約 1000cc。

4 將以上所有食材通通一塊兒燉煮約莫 3 小時左右，出鍋的時候，再加入適量的鹽巴去進行調味。

營養師 *point*

豬心、百合、小麥，都是養心安神的食材，有助於除煩，推薦給神經衰弱者和更年期症候群患者。

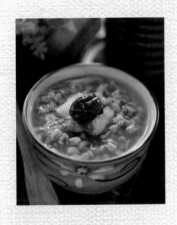

小麥紅棗粥

材料

小麥	50g	紅棗	20g
白米	100g	白糖	適量
桂圓	20g		

作法

1 將小麥用水淘洗乾淨之後，用熱水浸泡一下子；白米、紅棗分別洗淨；桂圓肉則切成小粒。

2 把小麥、白米、紅棗、桂圓一同放入鍋中。

3 加進適量的清水，用微微小火將以上食材熬煮至軟爛，一直到呈現出粥狀，即代表可以食用了。

4 最後加入白糖，早晚趁熱服用，連續吃上一週。

營養師 *point*

身體上出現燥熱、失眠、不安、盜汗、拉肚子……等症狀，吃一碗小麥紅棗粥，可做為輔助食療。

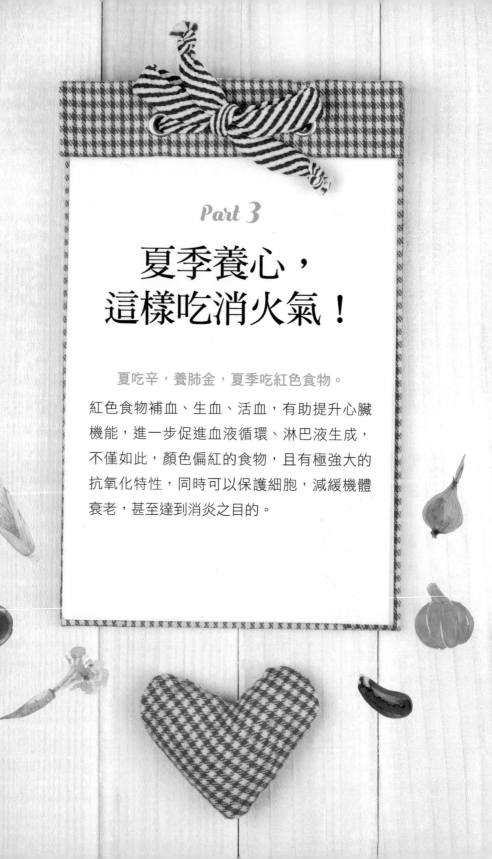

Part 3

夏季養心，
這樣吃消火氣！

夏吃辛，養肺金，夏季吃紅色食物。

紅色食物補血、生血、活血，有助提升心臟機能，進一步促進血液循環、淋巴液生成，不僅如此，顏色偏紅的食物，且有極強大的抗氧化特性，同時可以保護細胞，減緩機體衰老，甚至達到消炎之目的。

5月5日～5月7日 夏夜漸暖

立夏與立春、立秋、立冬一樣，是標誌四季開始的那個日子。在立夏這一個節氣的名稱中，「立」代表著「開始」，「夏」則是「大」的意思，也就是說，春季裡播種的植物已經開始直立長大了。

向春季道別，進入立夏節氣，溫度將明顯升高，雷雨亦逐漸增多，農作物則正式進入生長的旺季，不過距離真正酷熱的夏日還是有一段時間。

立夏那天，最經典的習俗就是吃「立夏蛋」，而立夏蛋的由來，是由於古代先人認為蛋型如心型，吃蛋補心，能使心臟不受虧損，保持心氣神的健康。

立夏吃蛋，能預防夏天常見的食慾不振、身心疲倦、四肢痠軟、消瘦……等症狀。雞蛋不傷脾胃，一般人都適合，哪怕是慢性病的患者，立夏吃雞蛋也是有益健康的，能夠益氣補虛、安神養心、恢復體力。

除了吃雞蛋以外，其實鴨蛋也是不錯的選擇；鴨蛋尤其適合陰虛火旺者多多食用，而年輕人如果日常活動量較大，立夏之日也可以一嚐鹹鴨蛋，既可以清除體內的燥熱，又有助於鹽分等礦物質的補充。

🍎 常見疾病

心血管疾病

夏季與心氣相通，有利於心臟的生理活動，是養心最適宜的季節，立夏之後，氣候漸熱，溫度躥升頗快，心臟的工作強度日漸增大，人體的新陳代謝也開始飛快運轉，當心臟通往腦袋的血液量跟不上速度，供給不足，便會造成人們注意力難以集中、倦怠懶散、煩悶不舒、火氣大。

立夏的養生，必須做到戒怒、戒躁、戒煩，切忌大喜、大悲、大怒，盡可能地保持精神層面的平穩沉靜，有壓力需積極找尋抒發管道，凡事則多多看開，建議民眾多多從事靜態的休閒活動，例如：閱讀、素描、下棋、種花……等等。

順應節氣的變化，注意心臟各方面的養生，平和度過美好的夏季。

飲食原則

立夏時節，大自然界的變化為陽氣漸漸長、陰氣漸漸弱，相對於人體的臟腑來說，則是肝氣漸弱、心氣漸強，因此，立夏之季要注重「養心」，飲食部分以「順心」為主。

增酸減甘

由春季過度到夏季，養肝的工作也告一段落，甜味食物的攝取亦可漸減，此時的飲食原則是「補充酸味的食品」，例如：檸檬、百香果、梅子、烏梅，都能夠發揮生津止渴、斂汗安神的養生效果。

首重養心

體質燥熱的人，在立夏時節建議多多食用苦瓜、黃蓮……等，這一類苦味的食物，都具備著降火氣、養心臟的作用。

除此之外，欲強化心臟機能，達到養心的目的，為安度酷暑做準備，使身體各臟腑功能正常，養心食材還包括：牛奶、豆漿、豆腐、豆製品、瘦肉等等，不僅幫助人體保護心臟，也可以順道補充營養。

生活起居

進入立夏後，晝長，夜短，為了順應自然界陽盛、陰虛的變化，睡眠方面也應該要「晚睡早起」；此外，每日 20 ～ 30 分鐘的午睡時間尤為重要，才可以保證精神隨時都處在飽滿狀態，體力堅持不衰退。

而立夏的氣溫開始升高，民眾容易有出汗的身體現象，汗為心之液體，在這一個節氣裡面，要注意萬萬別出汗過量，運動後要重視開水的即時補充，避免體液的匱乏；其中相對較不激烈的運動，譬如說：散步、慢跑、健走……等，都是最適合夏季的運動，可做為立夏的健康活動。

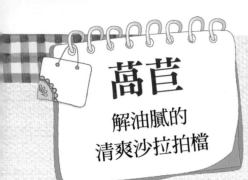

萵苣

解油膩的
清爽沙拉拍檔

萵苣什麼節氣吃最好？

尚好 立夏｜小滿｜芒種

萵苣清熱安神，清肝利膽，適合立夏、小滿、芒種。

寶島產地：新竹、雲林、嘉義。
寶島產季：10～2月。
挑選祕訣：葉子保水度足，無枯黃。
四氣五味：性涼，味甘，無毒。

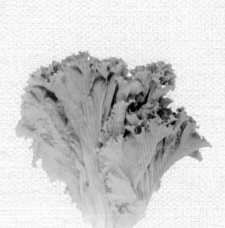

　　含有大量維生素和微量元素的萵苣，能加強蛋白質和脂肪的消化與吸收，促進寶寶生長發育。

　　萵苣富含膳食纖維，能刺激腸道蠕動，清除毒素，預防寶寶便祕，成人經常攝取，亦有同樣效果。

　　萵苣裡面的干擾素誘生劑，可抗病毒，提高人體的免疫力；此外，由於它裡面含有甘露醇、萵苣素等等成分，因此具有鎮靜安神、清肝利膽、養胃利尿的作用，經常攝取可謂是好處繁多。不僅如此，萵苣是鹼性食物，能與五穀和肉類等酸性食物中和，具有調整體液酸鹼平衡的作用。性屬甘涼的萵苣，下肚之後，利五臟，補筋骨，解熱毒，是夏季蔬食佳品。

萵苣＋大蒜	萵苣＋菌菇	萵苣＋豆腐	✕ 萵苣＋醋
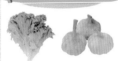	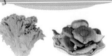	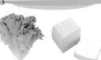	
兩種食材皆可以清熱、解毒，提高人體的免疫能力。	補脾益氣，潤燥化痰，是為一種常見的烹飪搭配。	萵苣搭配豆腐共食，可以降胃火，既排毒又養顏。	此二種食品，共食將降低營養價值，因此必須避免。

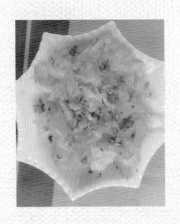

蒜蓉萵苣

········ 材料 ········

萵苣..................200g　　鹽巴..................適量
大蒜..................10g

········ 作法 ········

1 將萵苣洗淨，用手掰成小碎瓣，備用。

2 大蒜去皮之後，先以刀背輕拍，再切成碎末。

3 鍋中放油，油熱後放入蒜末，爆炒至金黃色。

4 放入萵苣，稍稍翻炒，調入適量鹽巴，即可裝盤。

營養師 *point*

夏季當令的萵苣，含水量
豐沛，入口爽脆，下肚後
可清肝利膽、解毒殺菌，
一般人均可多食用。

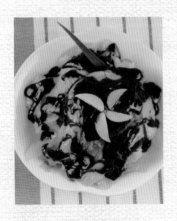

蠔油萵苣

········ 材料 ········

萵苣..................200g　　醬油..................適量
大蒜..................10g　　鹽巴..................適量
蠔油..................5ml　　麵粉..................適量

········ 作法 ········

1 將萵苣洗乾淨，用手掰開成一片一片的小葉。

2 蒜頭去掉外皮，切碎；萵苣汆燙一下，撈出裝盤。

3 在鍋中放入一點油，熱油之後，先爆香蒜末，接著
下蠔油、醬油、麵粉，稍微燒煮一下。

4 將**步驟**3 中燒好的汁液直接淋在萵苣上頭，再拌入
一點食用油與鹽巴來做調味，即可趁熱快吃。

營養師 *point*

此道佳餚具有安神養胃的
功效，最適合有胃病、肥
胖、高膽固醇、神經衰
弱⋯⋯等困擾者來食用。

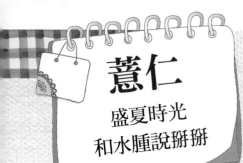

薏仁
盛夏時光
和水腫說掰掰

薏仁什麼節氣吃最好？

在立夏、小滿時節，氣候會漸漸越來越濕熱，日常中適合多吃一些祛濕健脾的薏仁。

寶島產地：南投草屯、台中大雅、彰化二林。
寶島產季：全年無休生產。
挑選祕訣：顆粒堅實，完整，大小一致。
四氣五味：性涼，味甘淡，無毒。

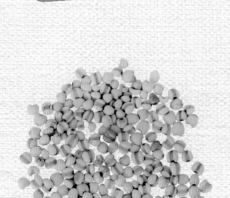

　　民間療法中，有一種用薏仁除掉皮膚表面顆粒的方法，這是因為薏仁能促進體內水分或血液的新陳代謝，具有解毒的作用，還能改善肌膚粗糙的問題。

　　薏仁中含有的薏苡仁酯，不僅是對於人體有滋補作用，而且它還是一種重要的抗癌劑。

　　含有豐富的蛋白質及各種氨基酸的薏仁，能促進體內水分代謝，具有消炎、鎮痛作用，因此，特別能緩解梅雨季節易患的風濕症和關節炎。

　　薏仁還富含能促進三大營養素新陳代謝的維生素B群，完全不需擔心膽固醇含量過高。

⭕ 薏仁＋百合	⭕ 薏仁＋冬瓜	❌ 薏仁＋白米	❌ 薏仁＋菠菜
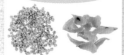	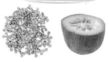	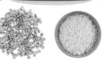	
薏仁搭配著百合一起吃，可以清火、美白、淡斑。	冬瓜與薏仁共食，具有清熱潤肺、降脂降糖之作用。	兩者共食，雖不對健康造成損害，但降低薏仁療效。	容易讓菠菜中的維生素C氧化，營養價值也降低。

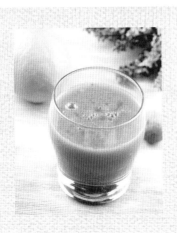

芒果薏仁漿

材料

芒果.....................2 顆　　　冰糖.....................適量
薏仁.....................100g

作法

1. 薏仁先用水浸泡 30 分鐘，瀝乾之後備用。

2. 將 3 杯水放入煲鍋中煮沸，加進薏仁，慢慢煲熟。

3. 芒果去皮取肉，放入攪拌機，加入 1 杯水，打爛備用。

4. 煲鍋中放 2 杯水，以大火煮滾，放進薏仁和芒果蓉，加入適量的冰糖，即可食用。

營養師 *point*

夏日炎炎來一杯芒果薏仁漿，不僅是清爽解渴，還具有美容養顏的效果。

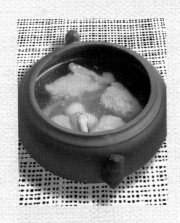

薏仁蓮子排骨湯

材料

排骨.....................100g　　鹽巴.....................適量
薏仁.....................100g　　生薑.....................適量
蓮子.....................50g　　　雞粉.....................適量

作法

1. 薏仁淘洗乾淨之後，浸泡約莫 2 小時以上的時間。

2. 排骨事先汆燙過之後，去掉肉的雜質；並將蓮子先用水清洗過之後，稍微浸泡一下，備用。

3. 將以上三種材料一起放入燉盅裡面，加上小塊的薑片，隔水燉煮，計算大約 1.5 小時的時間。

4. 最後一個步驟中，只要加進少許鹽巴、雞粉來調味，即完成本道料理了。

營養師 *point*

薏仁與蓮子，皆是適合夏日節氣的好食材，多吃上幾天，可以補脾、止瀉、益腎、澀精，養心且安神。

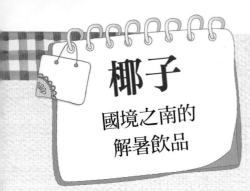

椰子
國境之南的解暑飲品

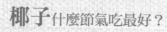
尚好 立夏｜小暑｜大暑
椰子解暑益氣，適合立夏、小暑、大暑食用。

寶島產地：屏東、台東、高雄。
寶島產季：全年皆為產期。
挑選祕訣：形狀圓、重量重者佳。
四氣五味：性平，味甘，無毒。

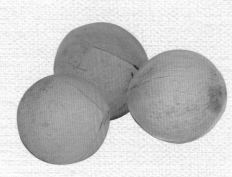

　　椰子是典型的熱帶水果，素有「生命樹」、「寶樹」之稱。宋代詩人黃庭堅有一首《椰子》詩云：「漿成乳酒醺人醉，肉載鵝肪上客盤。」

　　椰肉味甘，性平，能補益脾胃；新鮮的椰汁則味甘，性溫，清如水、甜如蜜，能生津、解渴、祛暑，飲後渾身感覺清涼，是解暑的最佳飲品。

　　椰子一身都是寶，具有許多不同的妙用，例如：用椰汁來洗頭，能使頭髮黑亮潤澤；將椰肉切碎，加入適量雞肉和糯米，蒸熟後食用，可以滋補氣血，對改善脾胃倦怠、食慾不振、四肢乏力、身體虛弱有神效；椰子的果殼，通常外用來治療體癬、腳癬。

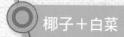 椰子＋白菜

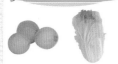

炒白菜的時候搭配一點椰子肉，可以開胃消食。

 椰子＋糯米

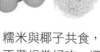

糯米與椰子共食，不僅相當好吃，還能夠健脾益氣。

 椰子＋白糖

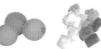

椰子搭配上白糖，最能緩解炎熱夏季的口渴與暑氣。

椰子＋冬瓜

椰子與冬瓜是兩種適宜同食之物，將有效地傾瀉肺火。

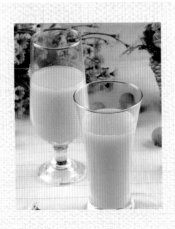

柳橙鳳梨椰奶

・・・・・・・・・・・・ 材料 ・・・・・・・・・・・・

柳橙	1 顆	椰奶	50m
檸檬	1/2 顆	開水	適量
鳳梨	60g	碎冰	少許

・・・・・・・・・・・・ 作法 ・・・・・・・・・・・・

1 將柳橙、檸檬分別清洗乾淨，對切之後，榨出汁來。

2 鳳梨用專用的長刀去皮，再切成一小塊一小塊。

3 將碎冰除外的其餘材料放入果汁機，高速攪打30秒。

4 將飲品倒入杯中，加進碎冰，即可飲用。

營養師 *point*

酸甜可口的柳橙鳳梨椰奶，適合天氣熱的時候，做為解暑的飲料來飲用。

椰子的祕密

椰子水，在某些國家被譽為「神水」或者是「生命之水」。

椰子水中含有人體不可缺少、能激發體能的多種胺基酸，例如：賴氨酸、蛋氨酸……等等 22 種胺基酸，都是人體所需的，椰子汁中就包含多達 17 種。

雖然椰子水屬於一種飲品，而不是一種藥品，但是它的營養素是相當全面的。牛奶的健康地位已得到普遍認可，很多人不知道的是，天然椰子汁就像「植物性牛奶」一般，也具有與牛奶雷同的保健功效。

在全國的人口普查中，海南人的壽命長度，居於全國前段班，據分析，這與海南當地出產椰子，當地人經常飲用椰子水有高度關聯性。

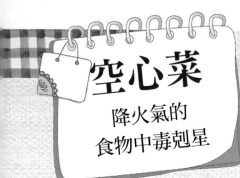

空心菜
降火氣的
食物中毒剋星

空心菜什麼節氣吃最好？

尚好 立夏｜小滿

空心菜解毒利濕，適合立夏、小滿時節食用。

寶島產地：彰化、雲林、嘉義、屏東。
寶島產季：3～11月。
挑選祕訣：翠綠，容易折斷者表新鮮。
四氣五味：性微寒，味甘，無毒。

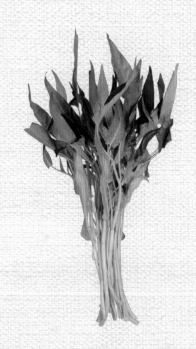

　　空心菜解毒效力強，其含有的木質素提高巨噬細胞吞噬細菌的活力，可預防感染，果膠則加速體內有毒物質的排泄。誤食野菌、毒菇、毒魚藤、斷腸草以及砒霜中毒等，搗汁大量灌服，有急救解毒之功。

　　空心菜中的葉綠素有「綠色精靈」之稱，可用來潔齒、防齲、除口臭，並且健美皮膚。

　　屬於鹼性食物的空心菜，並含有鉀、氯等調節水液平衡的元素，食後可降低腸道的酸度，預防腸道內的菌群失調，對防癌有益。另外，空心菜含胰島素成分能降低血糖，可作為糖尿病患者的食療佳蔬。

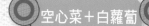 空心菜＋白蘿蔔　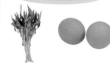 空心菜＋雞蛋　空心菜＋雞肉　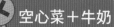 空心菜＋牛奶

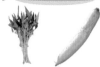

將兩者打成果菜汁，加蜂蜜調服，可治肺熱咳血。

絕配的兩種食材，一起吃可以護眼、防癌、抗老。

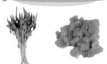

吃雞肉之時，搭配上空心菜，會降低膽固醇的吸收。

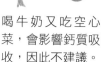

喝牛奶又吃空心菜，會影響鈣質吸收，因此不建議。

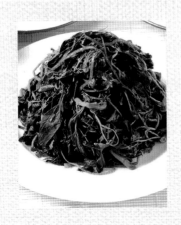

炒空心菜

材料

空心菜	500g	醬油	適量
青蔥	適量	鹽巴	適量
大蒜	適量	雞粉	適量

作法

1. 把空心菜用水沖洗乾淨、瀝乾；青蔥則是切成碎蔥末；大蒜則是用刀子另外切成蒜片狀。

2. 將油鍋倒進一點油，燒熱之後，下蔥末、蒜末爆香。

3. 加入空心菜，快速地翻炒數下，均勻沾附鍋底的油。

4. 等待菜熟，放入鹽巴、醬油調味，即可盛盤食用。

營養師 point

炒空心菜為一道家常菜餚，經常食用，清熱涼血，解毒養顏，特別適合糖尿病患和心腦血管疾病者。

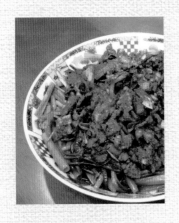

空心菜炒牛肉

材料

牛肉絲	200g	醬油	1.5 大匙
空心菜	1 把	米酒	1 大匙
大蒜	3 顆	香油	1 小匙
鹽巴	少許	白胡椒粉	少許

作法

1. 將牛肉絲與醬油、米酒、香油、白胡椒粉混合均勻之後，醃製上約莫 10 分鐘左右的時間。

2. 起油鍋，將牛肉絲炒至 7 分熟的程度，起鍋，備用。

3. 將蒜頭下鍋爆香後，加入空心菜梗約略拌炒一下。

4. 接下來，將炒過的牛肉絲與空心菜葉一起倒入鍋中炒熟，接著，以鹽巴調味之後，起鍋。

營養師 point

糖尿病、高血脂患者、習慣性便祕的人，可以經常食用空心菜炒食的肉品，清熱涼血，解毒利濕。

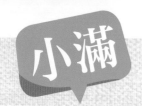

5月20日～5月22日　穀粒飽滿

　　小滿節氣，代表夏熟作物的籽粒開始飽滿，但尚未完全成熟，因此只稱為「小滿」，還沒有到達「大滿」的程度。這樣子特殊的節氣名稱，替農民們捎來收穫前的預告，也傳遞給人們，這是炎熱夏季開始的前奏。

　　小滿節氣雨量持續豐沛，是農作物茂盛之時，是蚊蟲螞蟻猖獗之時，更是大小疾病侵襲之時；在這個節氣裡面，建議人們一定要有「無病防身」的養生概念，著重於兩方面，分別是增強機體正氣、防止病邪侵害。

🧅 常見疾病

腹痛腹瀉

　　隨著小滿節氣的到來，氣溫一直在不斷升高，人們為了消暑降溫，往往因為一時間的貪涼，而飲用各種冰冷的飲料，或著是藉著冰淇淋、冰棒來度過整個炎炎夏季，然而，冷飲過量恐怕會導致腹痛、腹瀉等病癥。

蕁麻疹

　　小滿時節，又適逢梅雨季，高溫度加上高濕度，最容易產生皮膚方面的疾病；擁有過敏體質的民眾，各種不適症狀也會在此時明顯加劇。

　　其中最常見的「蕁麻疹」，便是因為熱氣積蓄在患者身體裡，對內無法疏泄，對外無法透達，皮膚過敏反應就越來越嚴重。

　　蕁麻疹會出現在身體任何部位，發病時間迅速，皮膚上會冒出面積大小不一致的皮疹，呈現丘疹狀，甚至連接成為一大塊或一大片，此起彼伏，伴有異常的搔癢感，經常引起病患忍不住伸手去抓搔。

🧅 飲食原則

　　小滿時節氣溫漸暖，是疾病更容易出現的時候，建議民眾得要有「未病先防」的養生意識，特別是患有皮膚病的民眾，要透過日常三餐的飲食調理，增強機體的正氣，自然而然便可以輕鬆防止病邪的侵害。

透過飲食利濕熱

小滿之後，天氣悶熱潮濕，汗出較多，雨水也多，人有時會感覺透不過氣來，這是因為夏季的暑氣、濕氣所致，飲食調養宜清爽、清淡為主。

多多額外補充能清利濕熱的食物，例如：薏仁、綠豆、冬瓜、黃瓜、黑木耳、紅蘿蔔……等等，利用這類食品利濕熱，防止體中的濕氣久久無法自行散出。並且避免食用辣椒、韭菜、茄子、蝦與蟹……等，以防助長身體濕熱之氣。

咖啡、奶茶等飲品中，如果另外添加奶精，含有反式脂肪，長久堆積體內，會造成濕熱之氣，市面上林林總總含糖飲料，也會讓濕熱更不易散出，建議少飲用，而是多喝溫開水，協助身體代謝廢物。

冷飲冷食不可多

生冷的飲食，雖然可以獲得暫時降溫的快感，接踵而來的卻是胃腸的毛病，與體溫相差太遙遠的食品，原來就不適宜人體吸收，而另外引發的身體不適症狀，在老人與兒童的身上尤為明顯，這是因為小兒消化系統發育尚未健全，老人則臟腑機能逐漸衰退，因此即便在夏天，也要盡可能地不碰低溫的飲食。

🧅 生活起居

24 節氣中的小滿，在時間上與台灣的梅雨季節有許多重疊，生活在潮濕的環境中，容易衍生出不少身體毛病，因此要加強居家的防潮措施。

除了在家中務必要準備一台功能強大的可靠除濕機之外，也別忘了經常倒掉除濕機內的蓄水，並且勤快地清洗儲槽，避免水中滋生病原體。

此外，適量的運動亦有助於濕氣的排除。動則為陽，建議每日早晨陽氣初生之時，到戶外散步、慢跑、做體操、出出汗，可以促進陽氣的生長；並且在運動之後，要注意及時補充水分，切勿在滿身大汗的情況下開啟空調、冷氣、電風扇……等降溫設備，尤其是在略帶寒意的清晨更應當多多注意。

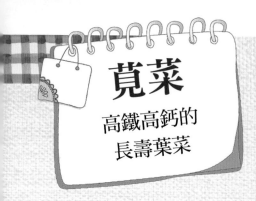

莧菜

高鐵高鈣的
長壽葉菜

莧菜什麼節氣吃最好？

尚好 小滿 | 芒種 | 夏至

莧菜清利濕熱，最適合小滿、芒種和夏至。

寶島產地：雲林二崙。
寶島產季：6 ～ 10 月。
挑選祕訣：梗部細短者，口感較嫩。
四氣五味：性涼，味微甘，無毒。

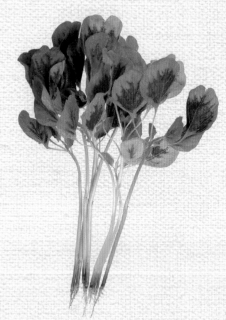

　　莧菜是夏季時令佳蔬，有「長壽菜」之稱。

　　富含鐵和鈣的莧菜，因為不含草酸，其所含的鈣、鐵進入人體後很容易被吸收利用；因此，莧菜能促進小兒的生長發育，對牙齒和骨骼的生長有加速的作用，同時也適宜婦女和老年人食用。

　　莧菜性味甘涼，常常被運用在清利濕熱、清肝解毒、涼血散瘀，對於濕熱所致的赤白痢疾，以及肝火上炎所致的目赤、目痛、咽喉紅腫……等病癥，有治療作用，但不可多食，否則反而會造成脾胃虛寒而傷身。它所含豐富的鐵，可合成紅細胞中的血紅蛋白，對貧血患者有助益，對骨折癒合也具有食療價值。

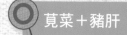 莧菜＋豬肝	莧菜＋雞蛋	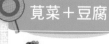 莧菜＋豆腐	✖ 莧菜＋菠菜
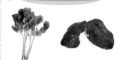	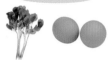	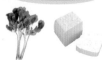	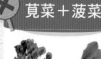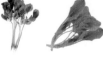
補血養血，適合肝虛頭昏、目花、夜盲、貧血者食用。	滋陰養血、清熱解毒，將促進生長發育，提高免疫力。	將此兩種食材一起烹飪食用，雙方的營養價值會提高。	雖然皆為健康的好蔬菜，共食後卻會降低營養價值。

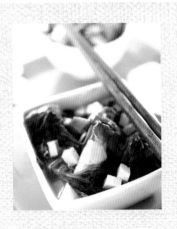

莧菜豆腐滾雙蛋

.... 材料 ....

莧菜	200g	老薑	4 片
豆腐	50g	大蒜	2 顆
鹹蛋	1 顆	鹽巴	適量
皮蛋	1 顆		

.... 作法 ....

1 把莧菜放在水龍頭底下沖洗乾淨，摘好；豆腐用水沖淨，切塊；蒜頭洗淨之後切薄片；薑切片。

2 皮蛋和鹹蛋分別沖洗一下，去殼，切成丁狀。

3 熱鍋之後，放進大約 2 湯匙的食用油，待油燒煮至半熟的時候，立即放入薑片和蒜片，爆香。

4 最後一個步驟中，加入水，煮開，下豆腐、雙蛋，並且加蓋滾上 5 分鐘，入莧菜煮軟，調味即成。

營養師 point

這一道莧菜豆腐滾雙蛋，不僅極為美味，可以清熱解毒，止血消炎，適合任何體質的人烹飪食用。

炒莧菜

.... 材料 ....

莧菜	250 克	鹽巴	適量
大蒜	3 顆	雞粉	少許

.... 作法 ....

1 將莧菜洗淨，摘去根部，切成小段；蒜則拍碎備用。

2 熱鍋，倒入適量的油，接下來先放入蒜末，爆香。

3 緊接著，放入莧菜段，與蒜末一同炒均勻。

4 最後，加入適量的鹽巴、雞粉來調味，即成。

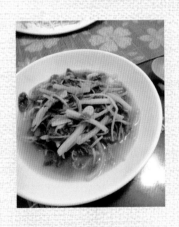

營養師 point

炒莧菜為一種家常菜餚，它能夠清熱解毒，並且亦可補血、潤燥，家中有幼兒、老人，可經常煮食。

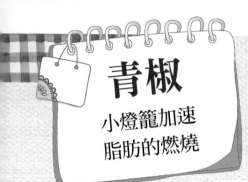

青椒

小燈籠加速脂肪的燃燒

青椒什麼節氣吃最好？

尚好 小滿｜霜降

青椒開胃消食，適合夏季的小滿、秋季的霜降。

寶島產地：南投、彰化、雲林、屏東。
寶島產季：10 ～ 5 月。
挑選祕訣：皮薄，肉厚，外表平滑。
四氣五味：性熱，味辛，無毒。

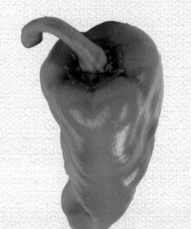

青椒中的辣椒素，能夠刺激唾液及胃液的分泌，增加食慾。存在青椒內的辛辣味，能夠使得心跳加快，皮膚血管擴張，增強抗寒能力，並緩解肌肉疼痛。

此外，青椒中還含有較多的鈷，鈷是人體合成維生素 B_{12} 必不可少的原料，具有促進造血的作用，貧血者亦可多多攝取。青椒富含維生素 C，可使體內多餘的膽固醇轉變為膽汁酸，從而預防膽結石。

然而，青椒性味辛熱，有發散、行氣、活血的作用，吃多了容易使肺氣過盛，耗傷氣陰，加重體內濕熱，出現咽喉乾痛、鼻腔烘熱、口乾舌痛、皮膚痤瘡、血壓升高、痔瘡加重和鼻出血等症狀。

 青椒＋空心菜　 青椒＋豬肉　 青椒＋豆腐　 青椒＋黃瓜

空心菜加上青椒，能夠降低血壓，並且能夠止痛消炎。

豬肉與青椒共同炒食，會促進人體對營養素的吸收。

兩兩相加，會影響鈣質的吸收，容易形成體內結石。

黃瓜中含有維生素分解酶，會破壞青椒中的維生素 C。

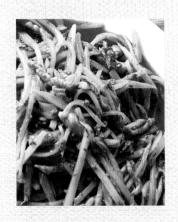

青椒辣炒肉絲

•••••••••••••••••• 材料 ••••••••••••••••••

豬里肌肉	200g	辣椒	適量
青椒	3 顆	米酒	適量
青蔥	適量	蠔油	適量
生薑	適量	醋	適量
大蒜	適量	豆瓣醬	適量

•••••••••••••••• 作法 ••••••••••••••••

1 肉切絲，加入米酒和蠔油，略微抓捏醃製一下。

2 青椒切絲；蔥、薑、蒜、辣椒都切碎，備用。

3 鍋內加入油，放進蔥、薑、蒜爆香，加肉絲炒白。

4 丟下青椒以後，以各種調味料來進行調味，並一直翻炒，直至醬汁均勻地包裹住肉絲即可關火。

營養師 point

香辣開胃的青椒辣炒肉絲，一般人均可食用，夏季食慾不振時，吃個幾口，胃口馬上就大開。

青椒的祕密

很多人會搞不清楚，青椒與甜椒，長得如此地相像，究竟有什麼關聯？事實上，青椒其實就是「尚未成熟的甜椒」，目前市面上常見的甜椒分為紅色、黃色、橙色，它們之間的差別，只在於各自不同的成熟度。

甜椒在一開始還沒熟成時是綠色，就是餐桌上常見的「青椒」，若這個時候不將它採收下來，繼續發育轉換成紅色，然後逐漸變化為黃色、橙色……

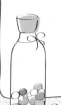

一般情況下，青椒的價格，會比紅、黃、橙色的甜椒，來的更便宜，原因是由於它們的採收時間比較早，需要的生長時間相對短，使用的資源相對少，以成本做為考量，價錢當然會低於較費時間栽培的多色甜椒。

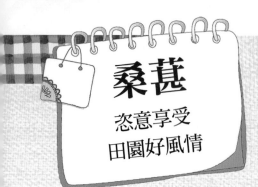

桑葚
恣意享受
田園好風情

桑葚什麼節氣吃最好？

桑葚補益肝腎，補血滋陰，適合小滿或者冬季。

寶島產地：嘉義、花蓮。
寶島產季：3～5月。
挑選祕訣：色深、乾燥、無腐爛。
四氣五味：性涼，味酸甘，無毒。

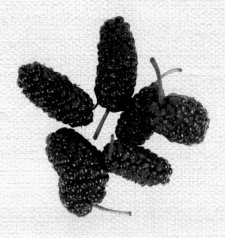

桑葚是一種中年人、老年人的健體美顏佳品，其抗衰老的效果非常顯著，經常服用，可以改善皮膚的血液供應，使肌膚更容易吸收營養，永保皮膚白嫩、烏髮、明目，並且能夠延緩衰老。

桑葚中的活性成分，具有促進新陳代謝、降低血脂、防止血管硬化、調整機體免疫功能、幫助造血細胞生長……等作用，對治療貧血、高血壓、高血脂、冠心病、神經衰弱等等有神效。

桑葚酸甘微寒，養血滋陰、補肝益腎和生津潤腸，對血虛體質的常見病症，例如便祕，或者是陰血不足造成的毛病，例如失眠，皆可發揮治療作用。

桑葚＋枸杞	桑葚＋綠茶	桑葚＋菊花	桑葚＋冰糖
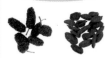	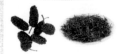	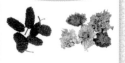	
此兩者同食，將可以大大地發揮滋陰補腎的好效果。	將兩樣食材製成茶飲之後，常常飲用可以滋陰又潤燥。	同為清肝明目的藥用食品，一起飲用也非常地恰當。	加上冰糖的桑葚，本身益腎養陰的效果會更加地明顯。

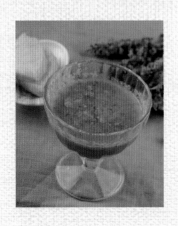

蘋果桑葚蜜汁

材料

蘋果	150g	桑葚	50g
紅蘿蔔	60g	蜂蜜	10g
檸檬	30g		

作法

1. 蘋果洗淨，去皮，切成小塊；檸檬洗淨，切塊。
2. 紅蘿蔔洗淨，去皮，切成大小適當的塊；桑葚洗淨。
3. 將**步驟** 1 與 2 的所有材料，放入果汁機榨成汁。
4. 最後一個步驟，再加入蜂蜜，攪拌拌勻即可。

營養師 *point*

用眼過度的上班族或學生，皆可以多多飲用，蘋果桑葚蜜汁可以養肝且明目，養血又生津。

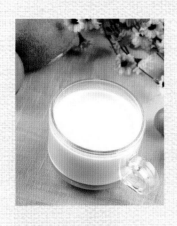

奇異果桑葚奶

材料

桑葚	80g	牛奶	150cc
奇異果	50g	鹽巴	適量

作法

1. 將桑葚用鹽水浸泡 5 分鐘，撈出，沖洗乾淨。
2. 奇異果沖洗乾淨，去掉外皮，再切成塊狀。
3. 將桑葚、奇異果一起放入果汁機內，攪打成汁。
4. 最後再加入適量牛奶，攪拌均勻即可飲用。

營養師 *point*

奇異果桑葚奶對人體健康大有幫助，不僅補充營養，還可以抗衰老，建議一般人均多多飲用。

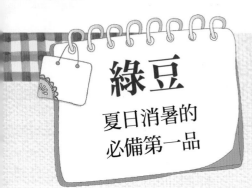

綠豆
夏日消暑的必備第一品

綠豆什麼節氣吃最好？

尚好 小滿｜芒種｜夏至

綠豆清熱解暑，適合小滿、芒種、夏至時節。

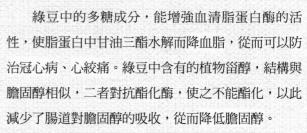

寶島產地：嘉義、台南。
寶島產季：6～9月。
挑選祕訣：外皮蠟質，子粒均勻飽滿。
四氣五味：性寒，味甘，無毒。

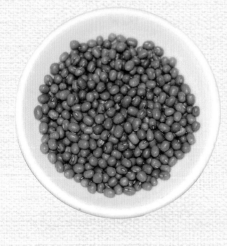

　　綠豆中的多糖成分，能增強血清脂蛋白酶的活性，使脂蛋白中甘油三酯水解而降血脂，從而可以防治冠心病、心絞痛。綠豆中含有的植物甾醇，結構與膽固醇相似，二者對抗酯化酶，使之不能酯化，以此減少了腸道對膽固醇的吸收，從而降低膽固醇。

　　不僅如此，綠豆對葡萄球菌以及某些病毒有抑制作用，能清熱解毒。它含有的胰蛋白酶抑制劑，可以保護肝臟，又可減少蛋白分解，從而保護腎臟。

　　此外，綠豆還有抗過敏和減肥的功效，甚至在改善乾燥皮膚、維持皮膚彈力、抗衰老、治療汗疹、粉刺……等多方面，效果亦極佳。

綠豆＋蓮藕	綠豆＋綠茶	綠豆＋百合	✕ 綠豆＋番茄
	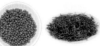	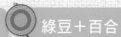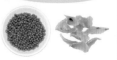	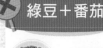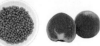
綠豆搭配蓮藕，具有疏肝利膽、養心降壓的神奇功效。	感染上流行性感冒時，將兩者共煮成茶飲，可治流感。	百合加上綠豆，具有清熱潤肺、消暑生津的好功效。	此二種食品，不適宜同時下肚，否則恐會傷害元氣。

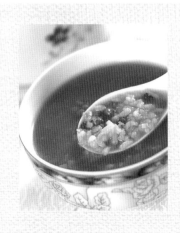

綠豆甜粥

綠豆....................50g　　小米....................10g

白米....................10g　　紅糖....................25g

1 將大米、小米和綠豆分別清洗乾淨。

2 小米與綠豆必須以水浸泡約莫 0.5 個小時。

3 把三種食材一起放在鍋子裡，開火煲上一陣。

4 煲至粥濃時，再放入紅糖，繼續煲至糖溶即可。

營養師 *point*

綠豆甜粥清熱解暑，消暑利水，利尿解毒，適合在炎熱的夏季吃上一碗。

綠豆的祕密

　　一般家庭主婦可能都不曉得，煮綠豆，不能採用鐵鍋，因為綠豆皮裡面含有活性成分，皮中的類黃酮和金屬離子，容易產生化學反應，形成複合物，這將會致使綠豆湯的顏色發黑，建議媽媽們，煮綠豆湯選用砂鍋最佳。

　　綠豆湯雖然有著其不容置疑的好處，但並不能天天喝，平均一週喝 2 ～ 3 次即可，每次勿超過 1 碗，由於綠豆飽含的蛋白質，比雞肉還要多，蛋白質需要藉助酶的作用去轉化，氨基酸才能被人體吸收到，食用過量反而是負擔。

　　此外，綠豆不是人人都可以喝的，舉凡是體質特別寒涼、特別虛弱，年紀尚幼的小孩子們，都盡量勿多食；女性於月經期間，亦不宜食用。

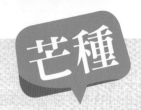

6月5日～6月7日 結實成穗

　　「芒」指的是某些有芒作物，例如：大麥、小麥，已經開始成熟，即將收割；「種」則代表種子的意思，或者是表達晚穀類、黍稷……等作物的播種。有些人會把「芒種」解釋為「忙種」，意思是最忙碌於播種的季節，皆是符合實況的。

　　芒種是典型的夏季節氣，梅雨季節結束，氣候不僅越來越高溫，同時也離不開潮濕的環境，天氣將從陰雨綿綿，轉變為夏日型的午後雷陣雨。

　　端午節是芒種節氣中最重要的節日，依照傳統的習俗，迎接端午節，家長會帶著小朋友包包粽子、做做香包，現在許多地區也會舉辦盛大的划龍舟比賽。

　　進入芒種，部分植物耐不住炎熱日曬，會枯萎，無法繼續生長，但是荷花與蓮花，卻是芒種時節最欣欣向榮的植物，許多民眾會趁這個時節，利用休假去荷花池畔或蓮花池畔走走，欣賞荷花與蓮花的盛開之景。

常見疾病

痱子

　　入夏以後，天氣漸漸地熱了起來，太陽呈現直射，氣壓持續走高，最容易讓人產生一股憋悶的感覺，倘若穿著的衣物透氣性不佳，或是不斷地流汗卻未能淨身，或者是選擇錯誤的搭配，未及時更換為舒適的夏裝，身體的皮膚在濕氣的摧殘之下，便很有可能長出一粒一粒的痱子。

　　紅色的小痱子在背上紛紛冒出，又癢、又疼、又腫，令人坐立難安。想要避免這種情形，建議每日洗完澡，迅速地擦乾身體，在穿上衣服之前，可以擦些許成分天然的爽身痱子粉，保持身體的乾爽，幫助吸汗。

　　然而，尚未長痱子的時候擦痱子粉，有助於遠離肌膚的困擾；一旦開始長痱子才開始使用爽身粉，其實並無法達到任何治療的效用。

面癱

　　有些人半夜熱得睡不著，會將冷氣或電扇打開，衝著自己吹，或者溫度過低，在進入睡眠狀態後，低溫會導致人體體表循環圈受到干擾，局部神經血管

發生痙攣，進而引發臉部的神經炎症，即所謂的「面癱」，醒來之後發現嘴歪眼斜，甚至影響到日間的工作情況。

🍎 飲食原則

人體在夏季的生理機能旺盛，體內運轉活動豐富，期間消耗的蛋白質、維生素、礦物質也開始增多。

倘若消耗的大過攝取的量，熱量攝取不足，將會容易感覺疲乏、倦怠；相反的，若攝入量超過所需太多，則會造成脂肪堆積，導致肥胖。

補充身體的水分流失

在夏季，新陳代謝趨於旺盛，汗水經常外泄，也造成耗氣傷津，所以這個時節宜多多攝取具有祛暑益氣、生津止渴的飲食；例如：冬瓜、苦瓜、絲瓜、黃瓜……等瓜類，都有助於人體的補水與補氣，採用較為清淡的烹調方式，更能增進養生的效用，不加重健康的負擔。

多多飲茶

芒種，要補充耗損的元氣，以及流失的水分，除了透過各種瓜類食材的攝取，還建議多喝茶。白開水、淡茶水，都屬於茶的範疇，另外，也可再飲用的水中，自行加入烏梅、桑葚、苦瓜……等等食品，加強生津的效果。

🍎 生活起居

起居方面，要注意晚睡、早起，除了順應陽氣的充盛，利於氣血的運行，更能利用午後的短暫睡眠來振奮精神。

此外，隨著光照時數的增加，可多多至戶外適當接受陽光照射，需要注意的是，陽光的照射，雖然有利於升發陽氣，但暴露於陽光下過久，或是無遮蔽物直接直射，則容易不慎引起中暑，造成人體脫水、頭暈的現象。所以，如何在陽光的補充與防曬的萬全之間取得一個平衡，也是芒種養生的關鍵點。

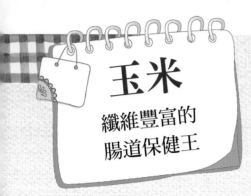

玉米

纖維豐富的腸道保健王

玉米什麼節氣吃最好？

小滿 | 尚好▶芒種 | 夏至

玉米排毒助消化，適合小滿、芒種、夏至時節。

寶島產地：彰化、雲林、嘉義、台南、屏東。
寶島產季：全年出產好物。
挑選祕訣：鬚色淺、重量足、不空洞。
四氣五味：性平，味甘，無毒。

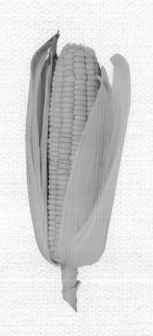

玉米是粗糧中的保健佳品，其中豐富的膳食纖維素，刺激胃腸蠕動，加速腸內毒素的排出，可防治便祕、胃病、腸炎、腸癌等。

玉米胚芽中的不飽和脂肪酸和維生素 E 協同作用，可降低血液膽固醇濃度，防止動脈硬化。

而玉米黃質和葉黃素有強大的抗氧化作用，可以吸收進入眼球內的有害光線，保護黃斑的健康，所以，司機、學生、編輯、作家……等等經常使用眼睛的人，都應該多吃一些黃色的玉米。

玉米鬚味甘淡，性平，利尿消腫，平肝利膽。對急、慢性腎炎，急、慢性肝炎，高血壓，糖尿病，鼻竇炎，尿路結石，膽道結石……等有效。

玉米＋草莓	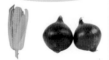 玉米＋洋蔥	玉米＋松子	✖ 玉米＋田螺
玉米與富含維生素 C 的草莓同食，可防止黑斑和雀斑。	兩者共食，能夠生津止渴、降血壓、降血脂、抗衰老。	兩者共食，治療脾肺氣虛、乾咳少痰、皮膚乾燥。	此二種食材萬萬不可同食，否則會引發人體中毒現象。

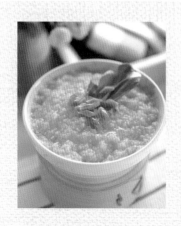

玉米青菜粥

········· 材料 ·········

玉米粉	200g	香腸	適量
青菜	20g	鹽巴	適量

········· 作法 ·········

1 玉米粉用水攪成麵糊，可加一點點的鹽巴。

2 在鍋內盛裝適量水，燒開後接著倒入麵糊，

3 水燒開之後，轉為小火，加入切碎的香腸和青菜。

4 繼續一邊煮一邊攪動，食材煮熟後即可食用。

營養師 point

經常吃玉米青菜粥，可以降低血液的膽固醇濃度，並防止其沉積於血管壁。

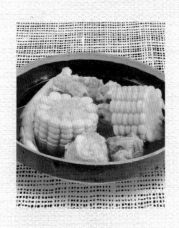

補氣玉米排骨湯

········· 材料 ·········

排骨	250g	黃芪	適量
玉米	2 根	鹽巴	適量
黨參	適量		

········· 作法 ·········

1 玉米洗淨，剁成小塊；排骨以沸水汆燙，備用。

2 將所有材料和藥材一起放入鍋內，用大火煮開。

3 煮開之後轉小火，再以小火燉煮約莫 40 分鐘。

4 起鍋前再加少許鹽巴調味，即可服食。

營養師 point

滋陰潤肺、健脾益氣的玉米排骨湯，最適合久病體弱者和中老年人來食用。

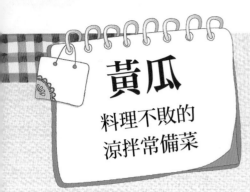

黃瓜

料理不敗的涼拌常備菜

黃瓜什麼節氣吃最好？

小滿 | 尚好 · 芒種

黃瓜清熱、解毒、利水，適合小滿、芒種食用

寶島產地：苗栗、台中、南投、台南、花蓮。
寶島產季：3～9月。
挑選祕訣：疣狀突起多者佳。
四氣五味：性涼，味甘苦，小毒。

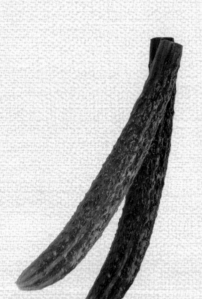

　　黃瓜又叫胡瓜，是漢朝張騫出使西域時帶回來的。脆甜多汁的黃瓜，其中的膠質、果酸和生物活性酶，可促進機體代謝力，提高人體免疫功能，防治曬傷、雀斑和皮膚過敏；特別的是，黃瓜還可美白和消除皮膚皺紋，對皮膚較黑的人效果尤佳。

　　黃瓜是夏季時令蔬菜，性味甘涼，能清熱利水，被人們譽為「消暑佳品」。其中含有的丙醇二酸，能有效地抑制糖類物質轉化為脂肪，因此常吃可減肥。夏天多汗，鉀會隨汗水一起流失，多吃黃瓜就可以及時補充身體所需的鉀元素，而有抗疲勞作用。

黃瓜＋黑木耳	黃瓜＋蝦子	黃瓜＋豆腐	✕ 黃瓜＋花生

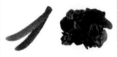 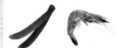 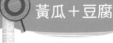   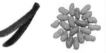

減肥中者可搭配兩者食用，清血排毒，消脂效果佳。	既富含營養，又都屬於低脂的兩種食材，可以減肥。	搭配豆腐吃黃瓜，解毒消炎，清熱潤燥，亦可降胃火。	黃瓜甘寒，花生油脂多，兩者同食極容易引起腹瀉。

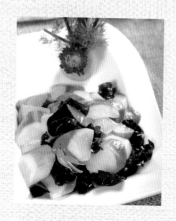

黃瓜炒木耳

材料

黃瓜.....................2 條	雞粉.....................適量
木耳.....................200g	胡椒粉.....................適量
鹽巴.....................適量	麵粉.....................適量

作法

1. 黃瓜洗乾淨，切成滾刀狀，木耳泡開、洗淨、切塊。

2. 木耳入沸水汆燙一下，撈出，過涼水，使之降溫。

3. 油鍋燒熱，放入木耳，略炒幾下，放入黃瓜。

4. 加入鹽巴、雞粉，迅速地翻炒一陣子，接著淋入調好的麵粉水勾芡，收汁之後，即可起鍋了。

營養師 point

此道美味佳餚可以排毒、養顏、降血糖，搭配其他營養的食物，尤其是適合糖尿病和心腦血管病患。

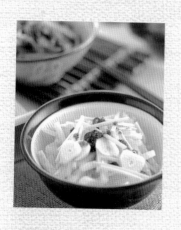

時令
Recipe

大蒜拌黃瓜

材料

黃瓜.....................200g	鹽巴.....................適量
大蒜.....................20g	白糖.....................少許
青蔥.....................10g	芝麻油.....................少許
黑醋.....................適量	

作法

1. 黃瓜表面仔細地清洗乾淨，去掉表皮，切成細絲。

2. 把蔥清洗乾淨，切成長段；大蒜剝皮，切成片狀。

3. 將黃瓜絲放入一個大碗之中，依序加進鹽巴、蔥段、黑醋、蒜片、芝麻油……等調味料。

4. 與上述的調味料一起攪拌均勻之後，最後可再依據個人口味加適量白糖提味，大蒜拌黃瓜即完成。

營養師 point

黃瓜清熱利尿，大蒜解毒殺蟲，兩者同食，抑制糖類轉化為脂肪，降低膽固醇；因此適合肥胖者吃。

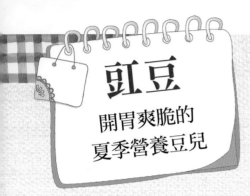

豇豆

開胃爽脆的夏季營養豆兒

豇豆什麼節氣吃最好？

尚好 芒種

豇豆開胃健脾，適合一年中的芒種時節食用。

寶島產地： 全台普遍栽培。
寶島產季： 5～9月。
挑選祕訣： 長度較長，粗細均勻。
四氣五味： 性平，味甘鹹，無毒。

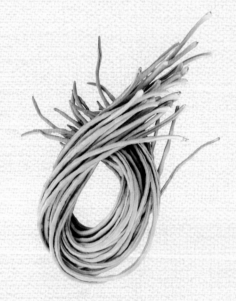

豇豆分為長豇豆和飯豇豆兩種。飯豇豆一般作為糧食煮粥、製作豆沙餡食用，長豇豆用作蔬食。生豇豆中含有兩種對人體有害的物質：皂貳和植物血凝素，食用生豇豆或未炒熟的豇豆，將引起中毒，所以為了防止豇豆中毒，烹調豇豆時，要充分炒熟和煮透，如此才可以避免上演中毒慘劇。

豇豆的磷脂促進胰島素分泌，可防治糖尿病，同時豇豆能維持正常的消化腺分泌和胃腸道蠕動，抑制膽鹼酶活性，可幫助消化，增進食慾，因此糖尿病患若能經常食用豇豆，對身體健康將會是大有助益。

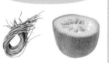 豇豆＋冬瓜

 豇豆＋玉米

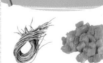 豇豆＋雞肉

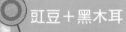 豇豆＋黑木耳

冬瓜加上豇豆共同食用，既可以補腎，又可以消腫。

兩者同煮，下肚後健脾養胃，防治高血壓、糖尿病等。

烹煮雞肉時，加點豇豆，促進食慾，提高營養價值。

黑木耳與豇豆一起吃，可解毒消炎，並且益氣養胃。

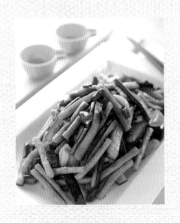

豆角燒茄子

材料

豇豆	300g	大蒜	適量
茄子	200g	鹽巴	適量
辣椒	適量	雞粉	適量
青蔥	適量	醬油	適量
生薑	適量		

作法

營養師 point

減肥清腸、排毒開胃的豆角燒茄子，適合糖尿病患和心腦血管病患食用。

1. 茄子洗乾淨，切成條狀，浸泡在鹽水中；豇豆一樣洗淨，切段；紅辣椒則是洗淨，切成絲。

2. 鍋內倒入清水，燒熱，放入豇豆燙至熟，立即撈出，放進冰塊水中過涼，瀝乾，備用。

3. 油鍋燒熱之後，放入茄子，炸至變色、炒至軟熟。

4. 放入豇豆、大蒜翻炒，加入調料，炒至熟即可。

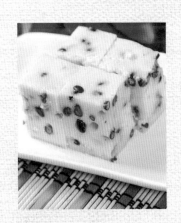

豇豆糕

材料

豇豆	適量	陳皮	適量
白芝麻	適量	糯米粉	適量
白砂糖	適量		

作法

營養師 point

豇豆糕是一道健脾養胃、補肝益腎的小點心，一般人均可以放心食用。

1. 首先，我們將豇豆放在水中一段時間，泡軟之後，再和適量的白芝麻一起加到糯米粉之中。

2. 將陳皮剁成泥，同樣地也接著加入糯米粉中。

3. 接下來，在和好的糯米粉中，加進適量的水，接著再加入一點白砂糖，用手揉製成麵糊狀。

4. 將麵糊攤平在敞口碗裡，放進鍋子裡隔水蒸製至熟。

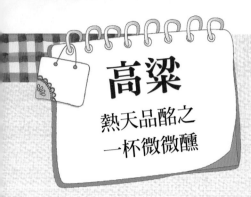

高粱
熱天品酩之
一杯微微醺

高粱什麼節氣吃最好？

尚好 芒種

高粱涼血解毒，祛濕，適合芒種時節食用。

寶島產地：金門。
寶島產季：5～8月。
挑選祕訣：注重製麴釀酒的過程。
四氣五味：性溫，味甘澀，無毒。

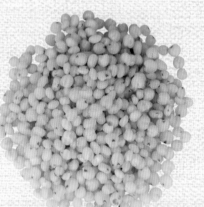

　　高粱有一定的藥效，具有和胃、健脾、消積、溫中、澀腸胃、止霍亂的功效。不僅供直接食用，還可以製成糖、製成酒。高粱根也可入藥，平喘、利尿、止血是其特長。它的莖稈能榨汁熬糖。

　　高粱中含有單寧，有收斂固脫的作用，患有慢性腹瀉的病人常食高粱米粥，將會出現明顯的療效，但若是大便燥結者，應少食或不食高粱。

　　在穀物中，高粱蛋白質中賴氨酸含量最低，因而蛋白質的品質也最差；高粱的尼克酸含量也不如玉米多，但卻能為人體所吸收，因此，以高粱為主食的地區，很少發生「癩皮病」。

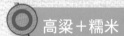 高粱＋糯米	高粱＋甘蔗	高粱＋桂圓	✖ 高粱＋附子
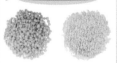	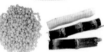	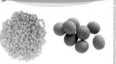	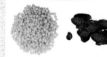
兩者一起煮食，能發揮除濕止痢、健脾養胃的功效。	高粱與甘蔗，皆具有益氣生津的作用，可一起吃。	高粱搭配桂圓，將可以清熱潤肺、滋養皮膚、助消化。	會產生噁心、嘔吐等不良反應，嚴重危害身體健康。

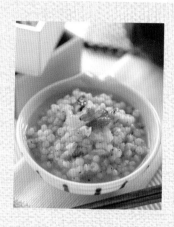

時令 Recipe 銀耳高粱粥

●●●●●●●●●● 材料 ●●●●●●●●●●

高粱	100g	核桃	30g
銀耳	20g	白糖	適量
葡萄乾	50g		

●●●●●●●●●● 作法 ●●●●●●●●●●

1 將高粱淘洗乾淨之後,浸泡至少 4 個小時以上。

2 烹煮前,將銀耳泡開之後,沖洗乾淨;葡萄乾和核桃也分別沖洗乾淨,並且先浸水,備用。

3 將一鍋水煮開以後,下高粱,煮至呈現熟透,接下來,我們再加進銀耳、核桃、葡萄乾……等。

4 把**步驟3**的食材一起煮粥直到爛熟,加入適量白糖。

營養師 point

這一道銀耳高粱粥,不僅能健脾益胃,還可以生津止渴;建議脾虛有水濕的病患可以多多食用。

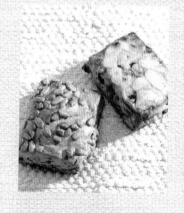

時令 Recipe 脆香高粱餅

●●●●●●●●●● 材料 ●●●●●●●●●●

小麥麵粉	100g	葵花子	適量
高粱粉	80g	奶油	適量
雞蛋	1 顆		

●●●●●●●●●● 作法 ●●●●●●●●●●

1 將麵粉和奶油混合在一起,打入雞蛋備用。

2 加入高粱粉和葵花子,攪拌均勻,加水揉成麵糰。

3 將麵糰稈開或推開,製作成為圓餅的形狀。

4 放入烤箱烘烤大約 20 分鐘的時間,即可取出食用。

營養師 point

脆香高粱餅是一款健康的點心食品,具有健脾益胃、充飢養身的效用。

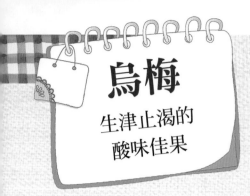

烏梅

生津止渴的酸味佳果

烏梅什麼節氣吃最好？

尚好 ▶ 芒種｜夏至｜小暑

烏梅生津解暑，適合芒種、夏至、小暑食用。

寶島產地：南投。
寶島產季：3～5月。
挑選祕訣：散發淡淡酸香氣。
四氣五味：性平，味酸澀，無毒。

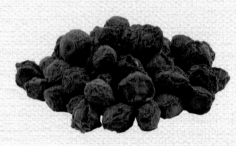

　　烏梅的酸味可刺激唾液分泌，生津止渴，夏日常用來解暑、防治熱病、改善咽喉乾燥、口渴多飲、治療糖尿病。烏梅酸澀收斂，能斂肺止咳、澀腸止瀉，用於肺虛久咳少痰、脾虛久瀉、大腸滑瀉不止、脫肛不收……等問題。

　　烏梅炒炭，可治療便血、崩漏。烏梅富含有機酸，能增加食慾，促進消化，促進膽囊收縮和增加膽汁分泌，改善肝臟機能，對胃呆食少、消化不良、飲酒宿醉、孕婦嘔吐和緩解身體疲勞皆有效用。

　　梅子中的梅酸，可軟化血管，推遲血管硬化，具有防老抗衰作用。然而，烏梅也不宜多食，多食則容易對牙齒造成損傷，增加咳痰量，引起上火。

烏梅＋砂糖	烏梅＋杏仁	烏梅＋甘草	✗ 烏梅＋豬肉
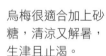		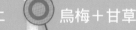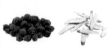	
烏梅很適合加上砂糖，清涼又解暑，生津且止渴。	杏仁潤肺，烏梅斂肺，兩者同食，治肺虛、無痰久咳。	褪去了胃火，又可以益氣生津、開胃止渴、止咳止瀉。	兩種食材一起吃，有礙營養素吸收，甚至引起中毒。

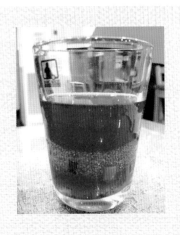

時令 Recipe

麥芽烏梅飲

● 材料 ●

麥芽.........................15g　　　烏梅.........................3 粒
冰糖.....................2 小匙

● 作法 ●

1 烏梅用水洗乾淨之後，將水瀝乾。

2 鍋置火上，倒入清水 1000cc，燒開後，放入烏梅。

3 大火轉為小火，熬煮大約 30 分鐘，再加進麥芽。

4 再煮 15 分鐘，湯汁已有明顯的酸味，酌量加入冰糖。

營養師 _point_

消食健胃、生津解暑的麥芽烏梅飲，適合夏季一般人飲用，哺乳期婦女則要謹慎飲用，先請示醫師。

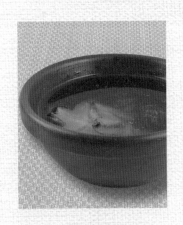

時令 Recipe

楊桃紫蘇梅甜湯

● 材料 ●

麥門冬.........................15g　　　紫蘇梅.........................4 顆
天門冬.........................10g　　　紫蘇梅汁.............1 大匙
楊桃.............................1 顆　　　冰糖.....................1 大匙

● 作法 ●

1 將全部藥材放入一個棉布袋裡，備用。

2 楊桃表皮以少量鹽搓洗，切除頭尾，再切成片狀。

3 藥材與全部材料放入鍋中，以小火煮至滾沸。

4 最後，再加入冰糖，攪拌至溶化，甜湯便完成了。

營養師 _point_

楊桃紫蘇梅甜湯最適合虛熱咳嗽、口渴咽乾者飲用，不僅可以清心潤肺，更能夠健胃消暑。

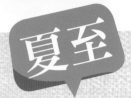

夏至

6月20日～6月22日 暈暈沉沉

在夏至，太陽會直射在地球上的北迴歸線，是整年當中白晝時間最長的日子。有一句話說：「夏至，愛呷不愛去。」意思是說，夏至的天氣相當炎熱，朋友邀約吃飯，雖然有點兒動心，但是一想到外頭大太陽高高掛，熱氣又使人懶散、怠惰，最後還是不出去吃飯了。不過，實際上夏至並非最炎熱的時節，緊接著夏至之後到來的大小暑，才是北半球每年暑氣最盛之時。

夏至這一日，在某些國家有一個「吃麵」的習俗，因為此時節正逢新的麥子收成，將其製成麵食嚐，有「嚐新」的意思在裡面。

而過了夏至，在台灣地區，則是水稻開始完熟收割的重要時間點，農民已經可以準備著手進行第二期早期水稻的播種育苗之工作。

此外，夏至一過，也是個驪歌響起、鳳凰花開的季節，離情依依的畢業季隨即就在眼前了。各個年齡層階段的畢業生們，即將奔向各自的大好前程，往人生的下一個階段邁進。

🧅 常見疾病

腸胃功能紊亂

炎炎夏至，為了避暑，許多民眾毫無節制，每天吃喝下大量的冷飲、冷盤、冷食、西瓜、冰鎮啤酒、冰鎮食品、涼拌菜……等等。腸胃保健專家表示，就是這些貪涼的行為，不當的消暑模式，造就了夏季腸胃疾病的高發。

夏季頭痛

造成頭痛的原因有很多種，高溫、悶熱、雷雨、強風、氣溫驟變，種種夏季獨有的特色，都可能誘發頭痛；若再加上火氣旺盛、不易入眠、睡眠品質差、精神疲勞……等，常常會加重夏季頭痛的徵狀。

對付夏季頭痛，千萬不能太仰賴藥物，藥物僅僅治標不治本，應該透過飲食調養、水分補充、舒緩情緒、適當休息……等手段，進行改善。

🧅 飲食原則

夏至是一年當中機體代謝最旺盛的季節，要注意清心、解暑、健脾養胃，在此時節，因為人體的消化功能相對較弱，為了降低對於脾胃的負擔，飲食上盡量以清淡為佳，需避免選擇過度油膩、難以消化的食品。

吃蛋補虛

雞蛋一年四季皆適宜，尤其適合腸胃機能較弱的盛熱暑天，因為它溫和不傷脾胃，所以任何體質的人群皆適合食用，即使是對於嬰兒、孩童、孕婦、產婦、病人……等族群來說，都仍然屬於理想的補益食品。

需特別注意的是，雞蛋亦不宜吃多，每日以 1～2 顆為適量，且務必注意細嚼慢嚥，否則同樣會危害人體的消化與吸收功能。

另外，烹飪蛋的方式有數種，煎蛋的維生素損失最大，就營養吸收率來看，水煮蛋為 99%，炒蛋為 97%，用牛奶沖蛋為 92.5%，生食為 30%～50%；因此，水煮雞蛋一直是營養師、營養專家們推崇的最佳吃法。

🧅 生活起居

夏至時節，為順應自然界陰陽盛衰的變化，一般來說宜晚睡早起，由於天亮的時間特別早，約莫早晨 5 點天空即露出魚肚白，建議民眾勿以不透光的窗簾布遮光，順應陽光早早起床；而晚間亦建議 10 點之前就寢，早睡早起，年老體弱者，則應該早睡早起，並保持每日有 7 小時的睡眠時間。

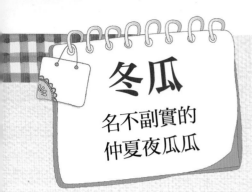

冬瓜
名不副實的仲夏夜瓜瓜

冬瓜什麼節氣吃最好？

尚好 夏至｜小暑｜大暑

冬瓜解暑祛濕，適合夏至、小暑和大暑食用。

寶島產地：彰化、屏東、台東。
寶島產季：4～10月。
挑選祕訣：外型勻稱，無斑點。
四氣五味：性微寒，味甘淡，無毒。

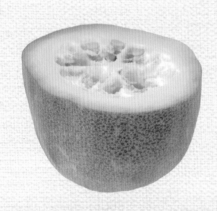

　　冬瓜是高鉀低鈉型蔬菜，對於腎臟病、高血壓、水腫病患者大有益處，用冬瓜皮、紅豆和水熬煎，去渣飲其湯，可以治療腎病或心臟病造成的水腫，而用冬瓜搭配鯉魚煮成湯，則能治療慢性腎發炎。

　　冬瓜中的丙醇二酸和葫蘆巴堿，能抑制糖類轉化為脂肪，阻止體內脂肪堆積，是肥胖者減肥佳品。不含脂肪的冬瓜，膳食纖維豐富，能刺激腸道蠕動，降低體內膽固醇、降血脂、防止動脈粥樣硬化，對改善糖尿病症狀亦很有效。冬瓜還有美容功效，《本草撮要》記載：「去皮切片，酒水煮爛，去渣熬濃，每夜塗面，變黑為白，光澤異常。」

冬瓜＋雞肉	冬瓜＋蘑菇	冬瓜＋海帶	✖ 冬瓜＋醋
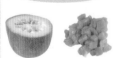	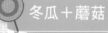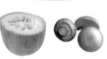	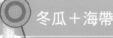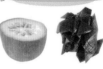	
雞肉搭配上冬瓜一同食用，既可以清熱，亦可以消腫。	冬瓜配上蘑菇，可清熱祛火、除痰止渴、滋補美容。	一餐中同食冬瓜與海帶，能有效地降血壓、降血脂。	醋會降低冬瓜中的營養價值，所以不宜與冬瓜共食。

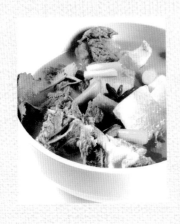

 時令 Recipe

冬瓜燉排骨

材料

冬瓜	400g	八角	適量
排骨	500g	鹽巴	適量
生薑	適量	胡椒粉	適量

作法

1. 排骨斬成小塊，洗淨瀝乾；冬瓜去皮切塊；薑拍破。

2. 排骨放在滾水鍋中，燙上約莫 5 分鐘左右，將其撈出之後，再用清水沖洗乾淨。

3. 在鍋內倒入適量的清水，放進薑、排骨，以及八角調味料，燒沸，轉成小火並燉煮大約 1 小時。

4. 放入冬瓜，燉煮大約 20 分鐘左右，再撈出調料包，接著加入鹽巴、胡椒粉等等，起鍋即可。

營養師 *point*

本佳肴極具功夫，滋陰潤燥、益精補血，清熱生津，一般人均可以食用。

時令 Recipe

香菜冬瓜

材料

冬瓜	300g	醬油	適量
香菜	少許	鹽巴	適量
青蔥	少許	糖	適量

作法

1. 把冬瓜仔細洗乾淨，去皮、切小塊；蔥切成段。

2. 鍋子加熱之後倒油，放入蔥段以後，再放下冬瓜塊，翻炒一下，直到冬瓜的表面都均勻地裹上油。

3. 加入適量的清水後，醬油與糖則酌量添加。

4. 煮至冬瓜綿軟，大約 15 分鐘，冬瓜變得透明時，放點鹽巴調味，撒上一點香菜，關火出鍋。

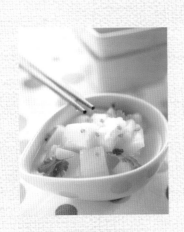

營養師 *point*

本料理除煩止渴，去濕解暑。適宜熱病煩渴，肥胖、高血壓、高血脂者食用。

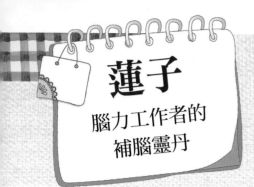

蓮子
腦力工作者的補腦靈丹

蓮子什麼節氣吃最好？

小滿 | 芒種 | 尚好 夏至

蓮子清心除煩，開胃進食，適合小滿、芒種和夏至。

寶島產地：桃園、嘉義、台南。
寶島產季：5～9月。
挑選祕訣：米黃色，蒂頭為褐色。
四氣五味：性平，味甘澀，無毒。

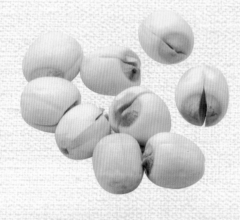

蓮子是一種常見的滋補佳品，古人認為經常服食，可祛百病；蓮子清心醒脾，養心安神，益腎補胃，止瀉固精，滋補元氣。

蓮子含有豐富的蛋白質、脂肪、碳水化合物和生物鹼……等活性成分，也富含鈣、磷和鉀，腦力勞動者食用可以健腦，增強記憶力，提高工作效率，上了年紀的人多吃，亦能預防老年性癡呆症的發生。

蓮子心味道極苦，卻有顯著強心作用，能擴張外圍血管，降低血壓，也能治療口舌生瘡，幫助睡眠。

蓮子鹼有平抑性慾的作用，對於遺精頻繁或滑精者，服食蓮子有良好的止遺、澀精作用。

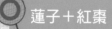 蓮子＋枸杞

 蓮子＋紅棗

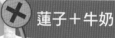 蓮子＋山藥

✕ 蓮子＋牛奶

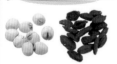

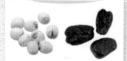

蓮子與枸杞皆為藥材，一起燉服有補益氣血之效。

紅棗與蓮子共煮，補血潤膚，化解日常生活的疲勞。

山藥適合與蓮子一起吃，可滋補益氣，可健脾澀精。

牛奶並不適合與蓮子一同下肚，否則便祕會加重。

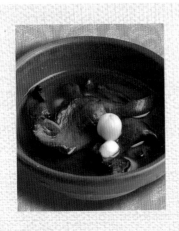

蓮子茯神豬心湯

材料

蓮子..........................200g
茯神..........................25g
豬心..........................1 顆
青蔥..........................2 株
鹽巴..........................2 小匙

作法

1. 豬心汆燙去除血水，撈起，再放入清水中處理乾淨。

2. 蓮子（去心）、茯神沖淨，入鍋，然後加4碗水熬湯。

3. 以大火煮開後，轉成小火，接下來再煮 20 分鐘。

4. 豬心切片，放入熬好的湯中，煮滾後加蔥段、鹽巴。

營養師 *point*

這一道料理可以養心安神，改善記憶，所以適合腦力工作者和學生食用。

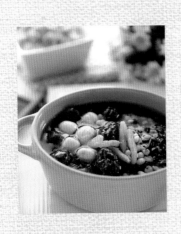

蓮子紫米粥

材料

蓮子..........................50g
紅棗..........................5 顆
紫米..........................100g
桂圓..........................40g
白糖..........................適量

作法

1. 蓮子洗淨、去心；紅棗洗淨，用水泡發，放著備用。

2. 將紫米淘洗乾淨之後，以熱水泡著大約 1 小時後，再將砂鍋洗淨，並且倒入浸好的紫米。

3. 加入大約 4 碗水，用中火煮滾之後，再轉成小火。

4. 最後，再放進蓮子、紅棗、桂圓，續煮上大約 40~50 分鐘，直至粥變得黏稠，再加白糖調味。

營養師 *point*

養心潤肺、益腎補脾的蓮子紫米粥，特別適合久病、產後或老年體虛者。

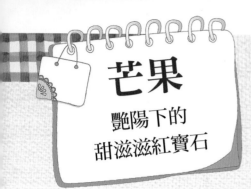

芒果
艷陽下的
甜滋滋紅寶石

芒果什麼節氣吃最好？

芒種 | 尚好 → 夏至

芒種和夏至期間養生宜清補，芒果為較適合之水果。

寶島產地：台南、高雄、屏東。
寶島產季：5～8月。
挑選祕訣：果皮細緻光滑，呈蛋型。
四氣五味：性溫，味甘酸。

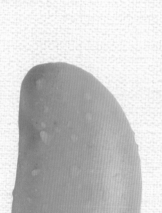

　　芒果果實橢圓滑潤，果皮呈檸檬黃色，味道甘醇香甜，被大眾美譽為「熱帶水果之王」。

　　芒果味甘、酸，性溫，能養陰，健脾開胃，防止嘔吐，增進食慾，對慢性氣管炎有祛痰止咳作用；富含維生素A、維生素C，可用於治慢性胃炎、消化不良、嘔吐等症；而且還具有益胃、解渴、利尿、清腸胃的功效，對於暈車、暈船有一定的止吐作用。

　　芒果汁具有增加胃腸蠕動，排除體內垃圾的作用，因此常食芒果對防治結腸癌有很大益處。

　　由於芒果中含有大量的維生素，因此常食芒果，也可以滋潤肌膚，美容養顏。

✗ 芒果＋鳳梨	✗ 芒果＋酒	✗ 芒果＋鹽巴	✗ 芒果＋大蒜
		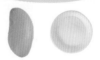	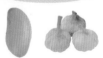
鳳梨搭配著芒果吃，容易引起人體過敏的現象。	芒果和酒都是辛辣食物，共食將會造成腎臟的損壞。	此兩種食材一同吃下肚之後，特別容易誘發黃疸。	蒜頭與芒果並不適宜做搭配，因為會造成身體不適。

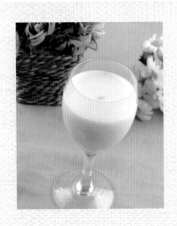

芒果白筍牛奶

材料

芒果	150g	鮮奶	200ml
茭白筍	100g	蜂蜜	10g
檸檬	30g		

作法

1 將芒果洗乾淨，去掉外皮、去籽，取果肉。

2 茭白筍一樣洗乾淨，備用；檸檬去皮，切成小塊。

3 把芒果、茭白筍、鮮奶、檸檬、蜂蜜放入攪拌機內。

4 將以上的食材一同打碎，倒入杯中，攪勻即可飲用。

營養師 point

芒果白筍牛奶做為飲品，對人體好處不少，除了美白滋潤，還可以促進胃腸蠕動，利大便，利小便。

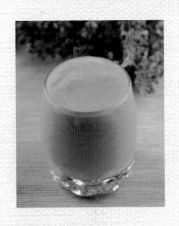

芒果飄雪涼飲

材料

芒果	150g	冰塊	120g
開水	100ml	冰糖	5g

作法

1 將芒果洗淨，削去外皮，將果肉切塊去核，備用。

2 將準備好的冰塊、芒果肉放入攪拌器中攪拌。

3 將果肉倒入容器中，加入冰糖和開水後一起攪拌。

4 呈雪狀即可，可根據喜好添加優酪乳或其他水果。

營養師 point

甘甜爽口的芒果飄雪涼飲，涼涼地喝一杯，可以健脾開胃，健身美體。

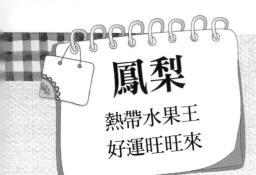

鳳梨

熱帶水果王
好運旺旺來

鳳梨什麼節氣吃最好？

芒種 ｜ 尚好 ｜ 夏至 ｜ 小暑

鳳梨甘酸生津，適合夏季芒種、夏至和小暑食用。

寶島產地：台南、高雄、屏東。
寶島產季：全年皆可收成。
挑選祕訣：果身挺拔，鱗目較大。
四氣五味：性微寒，味甘微酸。

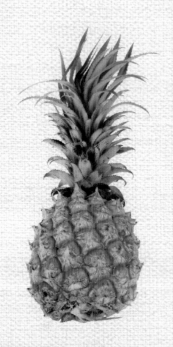

　　鳳梨中的維生素 B 群豐富，能促進新陳代謝，消除疲勞感；不僅如此，其中鳳梨含有的微量元素錳，能促進鈣的吸收，預防骨質疏鬆症。

　　豐富的鳳梨蛋白酶，能分解蛋白質，溶解阻塞於組織中的纖維蛋白和血凝塊，改善局部的血液循環，稀釋血脂，消除炎症和水腫，對心腦血管疾病、腎炎、高血壓和支氣管炎有效。

　　鳳梨在飯後食用，能開胃順氣，幫助消化，尤其食肉類及油膩食物之後，吃些鳳梨更為適宜。

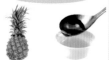 鳳梨＋蜂蜜

 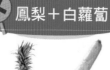 鳳梨＋白蘿蔔

 鳳梨＋雞蛋

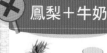 鳳梨＋牛奶

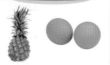

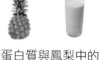

鳳梨加上一些蜂蜜煎水服下，可治療支氣管炎。

在太接近的時間內進食此兩種食材，會降低營養價值。

鳳梨中的果酸，會使雞蛋中的蛋白質凝固，有礙消化。

蛋白質與鳳梨中的果酸結合，易凝固影響消化。

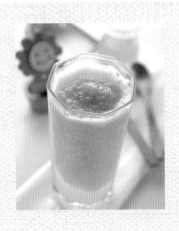

鳳梨果汁

········ 材料 ········

鳳梨.....................1/2 顆　　　白糖..........................適量

········ 作法 ········

1 切取鳳梨半顆，用鹽水浸泡大約 30 分鐘。

2 接下來把鳳梨沖洗乾淨，切成小塊，放入榨果汁機。

3 放進適量的白糖，再加入少許的水，榨成果汁。

4 最後可以過濾一下，或者是連同果肉一起喝亦可。

營養師 *point*

這一杯鳳梨果汁具有健胃消食、補脾止瀉、清胃解渴的功效，可以刺激唾液分泌以及促進食慾。

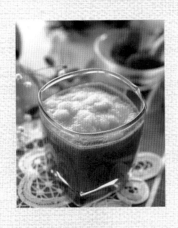

草莓蜜桃鳳梨汁

········ 材料 ········

草莓..........................150g　　　鳳梨..........................240g
蜜桃..........................120g　　　糖..............................適量

········ 作法 ········

1 將鳳梨、草莓、蜜桃三種水果分別沖洗乾淨。

2 全部切成好攪打的小塊狀，接著放入榨汁機。

3 放進適量的糖，加點水，接下來榨成果汁。

4 可以過濾一下，也可以連同果肉一起喝下肚。

營養師 *point*

草莓蜜桃鳳梨汁能防止皮膚乾裂，滋潤頭髮，同時也可以消除身體的緊張感和增強肌體的免疫力。

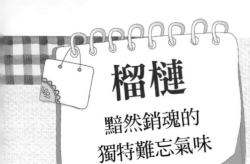

榴槤

黯然銷魂的
獨特難忘氣味

榴槤什麼節氣吃最好？

尚好 夏至 | 小暑

榴槤可以壯陽，適合夏至與小暑食用。

寶島產地：台灣多為進口。
寶島產季：3～7月。
挑選祕訣：搖晃榴槤，能聽見聲響。
四氣五味：性熱，味甘，無毒。

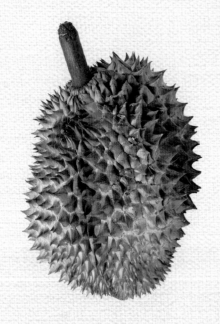

榴槤是營養價值極高的水果，經常食用可以強身健體，健脾益氣，補腎壯陽，極具滋補功效，有句民諺云：「一個榴槤三隻雞。」因此，榴槤常被用來當做體質寒涼病人和產後婦女補養身體的補品。

榴槤性熱，可以活血散寒，緩解經痛，特別適合受痛經困擾的女性食用；它還能改善腹部寒涼、促進體溫上升，是寒性體質者的理想補品。

榴槤果皮可以補血益氣，滋潤養陰，果皮中的蛋白水解酶，能將血液凝塊溶解，改善體液的局部循環，從而使炎症和水腫消除，對支氣管炎、急性肺炎、乳腺炎、視網膜炎和老年性瘙癢症有療效。

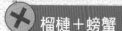 榴槤＋螃蟹

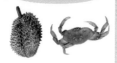

吃完螃蟹之後，請千萬不要吃榴槤，以避免腹部不適。

榴槤＋羊肉

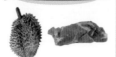

這兩種食材皆會導致人體上火，所以盡可能不要共食。

榴槤＋牛奶

榴槤與牛奶是合不來的食材，會導致人體中毒現象。

 榴槤＋酒

榴槤搭配酒類，會阻塞人體大小血管，甚至引發中風。

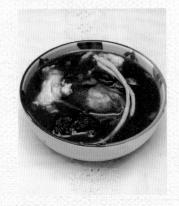

榴槤烏骨雞

······· 材料 ·······

烏骨雞	適量	枸杞	少許
榴槤芯	適量	薑片	少許
黃芪	少許	米酒	少許
桂圓肉	少許	鹽巴	適量

營養師 *point*

補血益氣、滋潤養陰，適合體質虛寒和病後康復者食用，在夏季可以適量進食，在冬季也可以吃。

······· 作法 ·······

1 烏骨雞用水清洗乾淨，接下來切成小塊備用。

2 將雞肉放進開水中，用加了米酒的開水來汆燙一下，去掉雞肉本身的血沫和雞腥味。

3 將其他材料和調味料一起放進砂鍋中，加一點水，再用小火煨煮上 3~4 小時。

4 最後一個步驟，先將榴槤芯撈出來，即可食用。

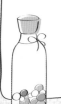

榴槤的祕密

　　相傳明朝鄭和三次下南洋，因為出海的時間太漫長了，船員們都思鄉心切，歸心似箭。某天，鄭和在岸上發現一種奇異的果子，就帶回船艙與大夥兒一同來品嚐，很多船員吃下去之後對此水果稱讚不已，思鄉念頭竟一時淡化了。

　　有船員詢問鄭和，這種果子叫什麼名字，鄭和不假思索，隨口回答到：「流連」。而「榴槤」與「流連」同音，後來人們就將它稱為「榴槤」。

　　選榴槤時，先看顏色，黃色是熟的，青色是生的；其次是手觸，用手指按住榴蓮的刺往內擠，若兩棵刺能互相靠攏，則榴槤就是熟的；最後還可聞味道，榴槤飄酒味表示已經熟過頭，不建議選購。

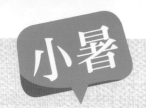

7月6日～7月8日 暑氣逼人

有句俗諺是：「小暑過，一日熱三分。」過了夏至，正式進入最炎熱的時節，在眼前的就是相連著的兩個帶有「暑」字的節氣了。

節氣名稱中有一個「小」的「小暑」，顧名思義，此時氣候雖然已經逼近一年當中的最炎熱之時，卻尚未來到真正最炎熱的時節，相較於下一個節氣「大暑」，其高溫僅僅位居於第二而已。

但是，在台灣地區，進入小暑節氣，多半已經是典型的夏季型氣候，雖然小暑並非整年當中的氣溫最高點，受到全球溫室效應的影響，也經常出現攝氏30度以上的高溫，其悶熱的程度不容小覷，不小心便有中暑的危險。

小暑時節，是台灣第二期稻作秧苗期第一期稻作熟成的時候，亦是絲瓜、苦瓜、黃瓜、冬瓜……等等瓜類的盛產期；同時，在屬於溫水海域的台灣周圍海域，也會開始出現大批的溫水魚群群聚，是許多海產、漁獲的豐收期。

🧅 常見疾病

夏日天氣熱，情緒容易波動，導致血壓上升，加重心臟負擔，心絞痛、心肌梗塞、心力衰竭……等與「心」相關的疾病特容易發作。

心肌梗塞

心肌梗塞最典型的症狀是胸痛，病人一般將它描寫為積壓、緊束的感覺，其他症狀包含有：冒汗、暈眩、嘔吐、心跳不穩定……等等，嚴重也會導致昏迷，是一種急性嚴重的心臟病症，需要立刻採取急救措施。

心力衰竭

心臟衰竭的症狀，通常包括呼吸困難、過度疲憊與下肢水腫。夏日是「養心」的重要季節，原本就有心臟疾病的患者，在夏天一定要注意控制情緒，保持平和的心情，以降低心力衰竭等疾病發作的風險。

飲食原則

在盛夏的時節，暑氣不斷上升，人體的出汗量漸漸增多，即便是沒有激烈的運動，也會在不知不覺間流失不少水分，因此透過飲食來補水就相當重要。

吃酸生津

建議可以多吃一些酸味的水果，例如：番茄、檸檬、酸梅、葡萄、鳳梨、芒果、奇異果……等等，皆具有斂汗、祛濕、止瀉的功用，另外還可以促進口水分泌，解渴、健胃、消食，對於增進食慾亦有很大的效果。

飲食中加醋

炎炎的夏季裡，民眾喜歡藉由吃生冷食品來消暑，偏偏這些冷食只要在處理過程中有了差池，便會引發恐怖的腸胃道疾病；若養成習慣在菜餚中添加進一點醋，醋酸可以幫助殺菌消毒，進一步防止疾病的發生。

生活起居

艷陽普照、地熱蒸騰的小暑，正是大地陽氣活動旺盛之時，人體的養生也要著重於「養陽」，才能順應季節變化。當人們忙碌於工作的同時，需注意勞逸結合，適當的休憩才能保護人體的陽氣。

這個時節，最好要堅持「少動多靜」，抽空多多接近大自然，步行於山中小徑，賞樹木、眺望遠景、吸收芬多精；偶而待在環境清幽的室內，閱讀、品茶、下棋、吟詩、納涼，也都是很適合的休閒活動。

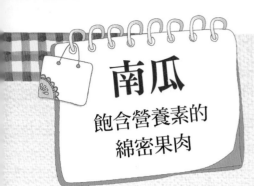

南瓜
飽含營養素的綿密果肉

南瓜什麼節氣吃最好？

尚好 小暑｜大暑

南瓜養血益氣，適宜小暑和大暑時節食用。

寶島產地：嘉義，屏東、花蓮、台東。
寶島產季：3～10月。
挑選祕訣：果皮堅硬，果粉多。
四氣五味：性溫，味甘，無毒。

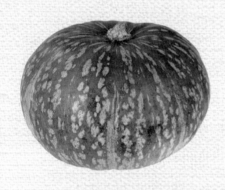

　　民間有「熱天半塊瓜，中藥不用抓」的說法，南瓜潤肺益氣，生肝氣、益肝血，尤其適宜小暑和大暑時節食用。南瓜能增加胰島素的釋放，延遲腸道對葡萄糖、膽固醇的吸收，是糖尿病患者的首選食療佳品。另外，其中所含的果膠和維生素A，可以保護胃腸道粘膜，防止胃炎、胃潰瘍的發生。

　　在南瓜之中，含有豐富的鋅，它參與人體內核酸、蛋白質的合成，促進機體生長發育，提高機體免疫功能，並且增強人們對疾病的抵抗力。

　　常吃南瓜，對預防青少年近視、改善記憶有益。食南瓜籽，還能防治前列腺肥大，預防前列腺癌。

南瓜＋鯉魚

南瓜＋青江菜

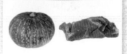
南瓜＋羊肉

南瓜＋醋

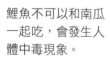

鯉魚不可以和南瓜一起吃，會發生人體中毒現象。

與維生素C豐富的青江菜同食，會破壞維生素。

如果將羊肉與南瓜一同煮食，會令人腸胃氣壅。

醋酸將破壞南瓜中營養成分，因此避免共同食用。

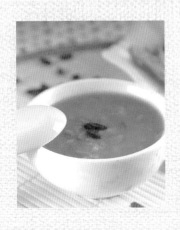

南瓜綠豆粥

材料

綠豆	50g	白糖	適量
南瓜	500g	鹽巴	適量

作法

1 綠豆洗淨；南瓜去皮洗淨，切成約 2 公分見方的塊。

2 將綠豆用手仔細淘洗後，放進裝了冷水的鍋子，用大火先燒沸，再轉成小火煮上大約 20 分鐘。

3 當綠豆皮剛被煮裂時，即可以丟下南瓜塊，轉回大火燒沸後，改中火，一直煮至軟熟。

4 這時可放少許白糖或鹽巴，攪勻後盛入碗中。

營養師 *point*

南瓜綠豆粥具有消暑生津、防暑養陰之功效，非常推薦用來夏季防暑。

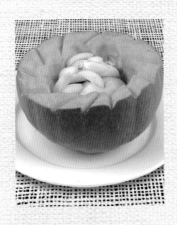

南瓜百合甜點

材料

百合	150g	白糖	10g
南瓜	250g	蜂蜜	適量

作法

1 南瓜洗淨，先切成兩半，然後用刀在瓜面切鋸齒形狀的刀紋，此步驟需技巧與耐心。

2 百合洗乾淨以後，逐片削去它的黃尖，接著用白糖拌勻，再放入呈現勻狀的南瓜之中。

3 放蒸籠上，水煮開後，轉入小火，約蒸煮 10 分鐘。

4 最後一個步驟，取出，淋上備好的蜂蜜汁即可。

營養師 *point*

潤肺止咳、清脾除濕，清心安神的南瓜百合甜點，適合神經衰弱者享用。

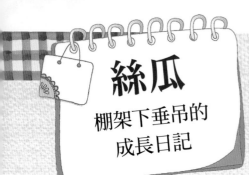

絲瓜
棚架下垂吊的成長日記

絲瓜什麼節氣吃最好？

夏至 ｜ 尚好 小暑

絲瓜清熱化痰，生津止渴，適合夏至和小暑時節。

寶島產地： 南投到屏東。
寶島產季： 5～9月。
挑選祕訣： 果實堅硬，重量足。
四氣五味： 性涼，味甘，無毒。

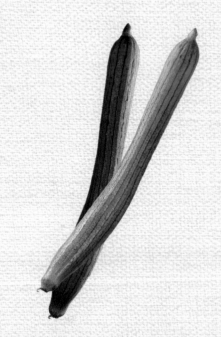

絲瓜翠綠鮮嫩，清香甜脆，是夏日裡清熱瀉火、涼血解毒的佳蔬，絲瓜不僅營養豐富，而且有一定的藥用價值。絲瓜藤莖的汁液，則具有保持皮膚彈性的特殊功能，能美容去皺，還有很強的抗過敏作用。

另外，營養師建議女生們可以多吃絲瓜，對於治療月經不調和乳汁不通等毛病也都有幫助。

絲瓜中的干擾素誘生劑，能刺激人體產生干擾素，提高機體免疫功能。絲瓜汁素有「美人水」之稱，其中含有豐富的維生素 B 群和維生素 C 等，能防止皮膚老化、消除色斑和祛痘，長期食用或用絲瓜液擦臉，能使人皮膚變得光滑、潔白、細膩。

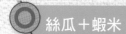 絲瓜＋蝦米　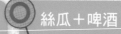 絲瓜＋雞蛋　絲瓜＋啤酒 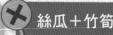 絲瓜＋竹筍

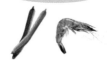

滋陰補陽，兩者可互補，營養價值將透過共食而提高。

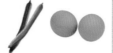

兩者互補，絲瓜中的膳食纖維，降低雞蛋的膽固醇。

兩兩相加，可以促進人體腸胃的蠕動，通便、利尿。

類胡蘿蔔素會遭到破壞，降低食物中的營養價值。

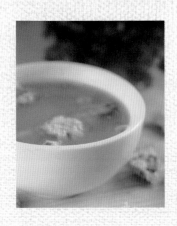

絲瓜菊花粥

●••••••••••• 材料 •••••••••••••

粳米..........................100g 　菊花............................10g

絲瓜...........................20g 　冰糖.........................少許

●••••••••••• 作法 •••••••••••••

1 粳米淘洗乾淨；絲瓜削皮，洗淨，切丁。

2 菊花去蒂之後，清洗乾淨，並且加入少許的開水，接下來放在攪拌機中打碎成汁。

3 鍋置於火上，慢慢將它燒開，接下來放入粳米，再改小火開始熬粥，快要熟時放入絲瓜丁。

4 粥熟時加入菊花汁、冰糖，再煮1分鐘，攪勻即可。

營養師 *point*

可以清暑涼血、解毒通便，是適合夏季預防感冒和美容祛痘的美味佳餚。

絲瓜的祕密

　　絲瓜水有「美人水」之稱，不僅可以美白、保濕，還可以延緩衰老，物美價廉，用途廣泛，是愛美少女們人手一瓶的平價護膚寶物。

　　將一條新鮮絲瓜用榨汁機榨汁，取適量絲瓜汁液，加點溫水，利用這種絲瓜水來洗臉，或用化妝棉沾汁液，塗在臉部，長期使用之下能減少皺紋，並且除去肌膚多餘油脂，使臉部粗大毛孔變得細小平整，皮膚更加細膩有光澤。

　　另外，絲瓜水也能用來自製面膜，將絲瓜水混入冰牛奶、蜂蜜，調成糊狀，敷在臉上和脖頸等處；等待15分鐘，再用清水洗乾淨。此天然面膜不僅能滋養肌膚，還能舒緩日間曝曬太陽留下的傷害，同時淡化斑點。

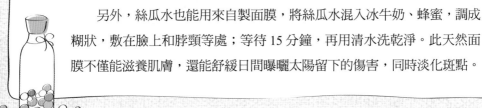

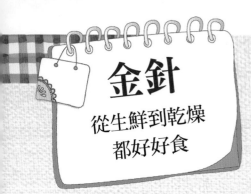

金針
從生鮮到乾燥都好好食

金針什麼節氣吃最好？

夏至｜ 尚好 → 小暑｜大暑

金針養血平肝，適合夏至、小暑和大暑食用。

寶島產地：花蓮、台東。
寶島產季：7～9月。
挑選祕訣：顏色潔淨、香氣濃郁。
四氣五味：性平，味甘微辛，有小毒。

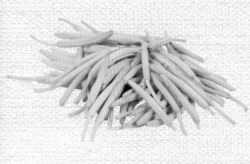

金針營養豐富，藥食同補，有安神健腦的作用，並能降低膽固醇的含量，對於腦力勞動者及預防老年人智力衰退，有很好的保健作用，對於處於生長發育階段的青少年及孕婦、產婦、體弱者都大有益處。

金針還能滋潤皮膚，增強皮膚的韌性和彈力，可使皮膚細嫩飽滿、潤滑柔軟，色斑消退，有抗菌作用，具有消炎解毒的功效，是美容抗衰老的佳蔬。

當肝的疏泄功能被阻礙時，肝火過旺的人常會煩躁易怒，肝鬱氣滯者就會出現心情低落，鬱悶不樂等情緒障礙。金針養血平肝，安五臟，令人歡樂無憂，最適合在春季、夏季來進補。

金針＋雞肉	金針＋豬肉	金針＋鱔魚	金針＋黑木耳
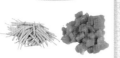	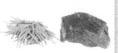	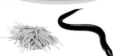	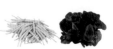
金針搭配雞肉，能健脾益胃、益氣利尿、補腎填精。	豬肉加金針，生津止渴，利尿通乳，產後乳少者適用。	鱔魚與金針一起吃，可通血脈、利筋骨、去煩悶。	黑木耳與金針共食，可以明目、安五臟、補心志。

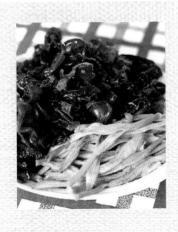

木耳炒金針

材料

黑木耳	20g	青蔥	10g
金針	80g	麵粉	15g
鹽巴	3g	高湯	100g

作法

1 將黑木耳放入開水中泡開，洗去雜質，撕成小片。

2 將金針泡發，去雜質、洗乾淨，擠去多餘水分。

3 把鍋子置於火上，放油，燒熱，接下來放入切好的蔥花煸香，再依序放進黑木耳、金針繼續煸炒。

4 加入高湯、鹽巴煸炒至食材全熟，接下來，利用少許麵粉勾芡之後，出鍋，料理即成。

營養師 point

清淡可口，具健腦安神作用，有利胎兒腦組織細胞的發育，增加智力，適用懷孕早期的婦女食用。

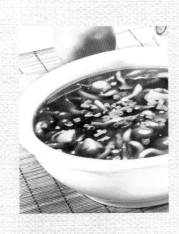

金針湯

材料

金針	150g	麻油	少許
香菇	30g	高湯	適量
鹽巴	適量		

作法

1 將金針洗乾淨，入沸水汆燙過，再放進冷水當中浸泡大約 1 ～ 2 小時，接下來擠去殘留下來的水分。

2 接下來把香菇泡發，擠去水分，用刀子切成絲狀。

3 在鍋中放入 1000cc 的高湯，置於爐火上，開中火煮沸，接下來再撒進少許鹽巴，做為調味。

4 入香菇絲煮沸，滾 3 分鐘，加入金針，淋上麻油。

營養師 point

這一道金針湯，作為飯前湯品，可以滋補健腦，適於記憶力減退的老人及老年性癡呆症患者食用。

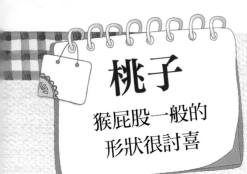

桃子
猴屁股一般的形狀很討喜

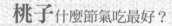

桃子什麼節氣吃最好？

芒種 ｜ 夏至 ｜ 尚好 小暑

桃子補益氣血，滋陰潤燥，適合芒種、夏至、小暑。

寶島產地：桃園、台中、南投。
寶島產季：5 ～ 9 月。
挑選祕訣：果皮富絨毛，色紅者佳。
四氣五味：性溫，味甘酸，無毒。

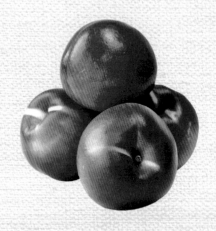

　　自古以來，桃始終被作為福壽吉祥的象徵。人們認為桃子是仙家的果實，吃了可以長壽，素有「壽桃」和「仙桃」的美稱，又被稱為「天下第一果」。

　　桃子肉質鮮美，營養豐富，有補益氣血、養陰生津、潤燥活血的作用，桃的含鐵量較高，含鉀多，含鈉少，適合氣血兩虧、面黃肌瘦、心悸氣短、便祕、閉經、淤血腫痛等症狀的人多食，對高血壓、低血鉀和缺鐵性貧血患者有益。

　　桃富含有機酸和膠質物，可以增加食慾，幫助消化，預防便祕。但桃性溫熱，多食容易上火，有口乾、口渴、咽喉疼痛等上火症狀者，最好少吃。

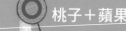 桃子＋牛奶　 桃子＋蘋果　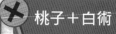 桃子＋甲魚　桃子＋白術

吃桃子，同時喝牛奶，可以補益氣血，滋養皮膚。

蘋果與桃子這兩種水果同食，可以清理腸胃又可通便。

兩者應盡量避免同食，否則容易引起心痛之毛病。

使用白術中藥材時，勿食桃子，會降低白術的藥效。

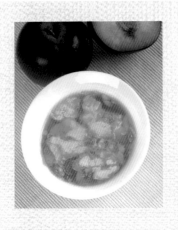

時令 Recipe

甜桃果醬

•••••••••••••••• 材料 ••••••••••••••••

桃子.........................600g　　　細砂糖.........................100g
麥芽糖.........................150g　　　檸檬.........................1 顆

•••••••••••••••• 作法 ••••••••••••••••

1 將檸檬清洗乾淨，榨出檸檬汁，備用。

2 將洗淨的桃子取出果核；將果肉切成丁狀備用。

3 將桃丁放入鍋中，加進適量的水及檸檬汁，接下來用中火煮滾之後，再將火轉成小火。

4 加入麥芽糖熬煮，待麥芽糖完全溶化之後，再加入細砂糖，繼續煮至呈現濃稠狀。

營養師 _point_

甜桃果醬能夠補益氣血、消食健胃、潤燥活血，最適合有氣血虧虛、心悸氣短之現象者食用。

時令 Recipe

香瓜桃子汁

•••••••••••••••• 材料 ••••••••••••••••

桃子.........................150g　　　檸檬.........................50g
香瓜.........................200g　　　冰塊.........................50g

•••••••••••••••• 作法 ••••••••••••••••

1 桃子洗乾淨，去皮、去核，切成塊狀。

2 香瓜去皮，切塊；檸檬洗淨，切片。

3 將桃子、香瓜、檸檬放進榨汁機中榨出果汁。

4 將果汁倒入杯中，加入少許冰塊即可。

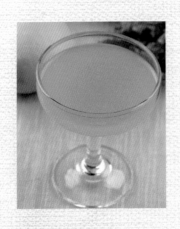

營養師 _point_

炎炎夏季來一杯香瓜桃子汁，養陰、潤燥、開胃，特別適合患有便祕和心血管疾病的人們多飲用。

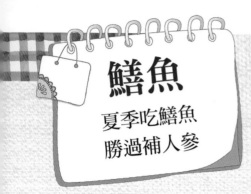

鱔魚
夏季吃鱔魚
勝過補人參

鱔魚什麼節氣吃最好？

尚好 小暑

鱔魚益氣養血、溫陽健脾，適合小暑時節食用。

寶島產地：南部養殖較多。
寶島產季：5～8月。
挑選祕訣：死掉後的鱔魚不宜購買。
四氣五味：性溫，味甘，無毒。

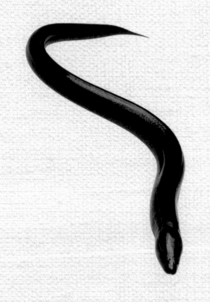

鱔魚中脂肪極少，且其中的「鱔魚素」，能降低血糖，有清熱解毒、涼血止痛、祛風消腫、潤腸止血的作用，因而是痔瘡和糖尿病患者的理想食品。

鱔魚含有較多的維生素A，可以增進視力，能夠防治夜盲症和視力減退，防治糖尿病患者併發眼部疾病。甘溫滋補的鱔魚，尤其在小暑前後最為肥美，故有「小暑黃鱔賽人參」之說。

鱔魚中的DHA和卵磷脂含量豐富，經常攝取DHA和卵磷脂，可以提高記憶力，而且它是構成腦細胞不可缺少的營養物質，所以食用鱔魚有健腦益智的功效，學生和腦力勞動者適合多吃。

◎ 鱔魚＋青椒	✗ 鱔魚＋紅棗	✗ 鱔魚＋南瓜	✗ 鱔魚＋菠菜
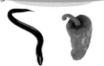	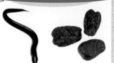	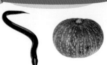	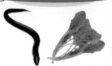
煮鱔魚的時候，搭配一些青椒炒食，可以降血糖。	紅棗與鱔魚並不是好搭檔，一起吃易造成頭髮掉落。	南瓜與鱔魚共食，會引起身體裡出現不適的感覺。	菠菜不宜與鱔魚一起食用，否則將引起腹瀉症狀。

7月22日～7月24日 酷熱高峰

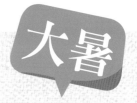

「大暑」與小暑一樣，都屬於反映夏季炎熱程度的節令，古書《二十四節氣解》中說：「大暑，乃炎熱之極也。」大暑是全年溫度最高、陽氣最盛的時節，所積累的熱量達到了頂峰，此時氣溫已經酷熱至極。

大暑時節，也是雷陣雨最頻繁出現的季節，旱災、澇災、颱風等等自然災害發生率極高，好處是大暑同時是喜溫作物生長最快速的時期，農民在這個節氣中，會特別注意做好抗旱、排水、防颱等工作，並妥善地兼顧田間管理。

🧅 常見疾病

中暑

進入大暑，濕熱交蒸，高溫加上高濕，汗液有時候積蓄體內不容易蒸發，有時候又滲出過多，假使得不到水分及時的補充，就容易發生中暑現象，造成脫水、暈眩、嘔吐，甚至是休克昏迷的情形。

因此，大暑時節，起居調養最重要的一環，就是務必得做好「防曬」；除了避免於高溫底下長時間曝曬，外出時，也記得要運用遮陽帽、遮陽傘、防曬油、防曬乳液……等防暑道具，來抵擋強烈的日光，以身心舒適為原則。

濕疹

大暑節氣前後，溫度達到一年中之最高點，其悶熱的程度也跟著破表，濕氣居高不下，此時人們經常會受到濕熱邪毒侵襲；倘若無法及時將體內濕氣排出，穿著材質又不夠透氣，身體上就容易長濕疹，浮現出紅點斑斑。

🧅 飲食原則

人人都知道夏季飲食宜清淡，但如果對於清淡片面理解，認為清淡等於只吃蔬菜，抗拒任何的葷食，更斷絕所有調味料，那麼恐怕會造成營養素短缺。注意飲食均衡，適量攝入任何營養物質，才能提升抗高溫、抗疾病的能力。

吃得苦中苦

氣溫達高標的時候，胃口容易變小，建議多吃一點「苦」味食品。

苦味食物裡所含的生物鹼，具有消暑清熱、促進循環、舒張血管等等作用，正是適宜大暑的天然養生品。專家認為，大暑吃苦味食物，不但能清除內燥、提神醒腦，而且可以增進食慾、健脾利胃。

苦味食材以蔬菜和野菜居多，例如：萵苣、芹菜、茴香、香菜、苦瓜、蘿蔔葉、薄荷葉⋯⋯等；此外，雖然啤酒、咖啡、茶水、可可⋯⋯等飲品，也屬於苦味的範圍，然而飲用上需控制飲用量。

煲一鍋「抗暑粥」

李時珍曾經說：「粥與腸胃相得，最為飲食之妙。」炎熱難耐的大暑時節，沒有胃口、食不下嚥的時候，可以烹煮一些粥品來吃，不僅清淡好入口，避免下肚的負擔，還能滋補身體，提供營養素。

在大暑節氣裡，煮粥可以選擇搭配具有補氣清暑、健脾養胃功效之食材，例如：綠豆、百合、薏米、黃豆⋯⋯等，幫助民眾安然度過盛夏。

🍎 生活起居

大暑時節，人體新陳代謝旺盛，達到一年中之最高點，體力消耗相比其他季節會大出很多，再加上日長夜短，睡眠容易不足，很容易導致抵抗力下降。

健康生活的幾大基本原則，包含飲食均衡、適量運動、勞逸結合⋯⋯等等，都是此時節中養生不可鬆懈的重點。

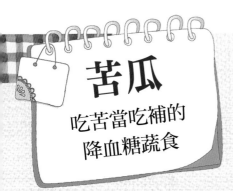

苦瓜

吃苦當吃補的降血糖蔬食

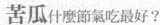

苦瓜什麼節氣吃最好？

夏至｜小暑｜尚好 大暑

苦瓜清暑解毒，適合夏至、小暑和大暑時節。

寶島產地：台中、彰化、高雄、屏東。
寶島產季：5～10月。
挑選祕訣：果梗翠綠者新鮮。
四氣五味：性寒，味苦，無毒。

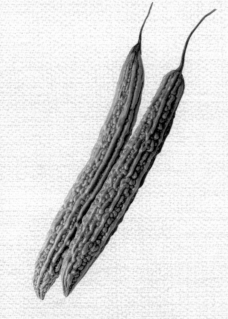

　　苦瓜清熱解暑、消腫解毒，主治中暑、暑熱煩渴、暑癤、痱子過多、痢疾、瘡腫、結膜炎、目赤腫痛、癰腫丹毒、燒燙傷、少尿等病症。

　　苦瓜中的苦瓜甙和苦味素，能增進食慾，健脾開胃，還可利尿活血，消炎退熱；苦瓜含有清脂素，雖開胃卻不怕發胖，生吃有減肥的效果。

　　苦瓜中豐富的維生素 B₁、維生素 C 及礦物質，長期食用，能保持精力旺盛，提高機體的免疫功能，此外，還有殺滅癌細胞的作用。

　　苦瓜的新鮮汁液，含有類似胰島素的物質，具有良好的降血糖作用，是糖尿病患者的理想食品。

苦瓜＋豬肝	苦瓜＋芹菜	苦瓜＋帶魚	苦瓜＋雞蛋
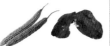	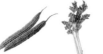	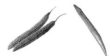	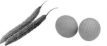
苦瓜清熱解毒，豬肝富含維生素 A，同食明目抗癌。	清熱解暑、涼肝降壓的二好物，一起吃也不必忌諱。	此兩種食材加在一起，可以降低轉氨酶、保護肝臟。	苦瓜與雞蛋營養互補，可為人體提供更全面的營養。

苦瓜炒豬肝

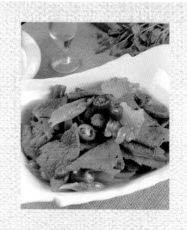

材料

苦瓜	125g	醬油	適量
豬肝	200g	鹽巴	適量
蒜片	少許	米酒	適量

作法

1 苦瓜洗淨、去籽，放入鹽巴醃漬 5 分鐘去苦味。

2 豬肝洗淨切成薄片，加進適量的米酒、鹽巴醃漬大約 10 分鐘的時間，再用開水汆燙、瀝乾。

3 接著將苦瓜切成塊，將油鍋燒熱，放進苦瓜之後翻炒一陣，加進醬油、米酒略為烹煮。

4 最後，再加進豬肝翻炒，最後下蒜片，調味，即成。

營養師 *point*

解毒明目的苦瓜炒豬肝，適合一般人來食用，是種夏日三餐配飯的好料理。

苦瓜蜂蜜薑汁

材料

苦瓜	50g	蜂蜜	10g
檸檬	30g	冰塊	適量
生薑	5g		

作法

1 苦瓜洗淨，去籽，切小塊備用。

2 檸檬去皮，切小塊；生薑洗淨，切片。

3 將苦瓜、生薑、檸檬順序交錯地放進榨汁機榨汁。

4 將蔬果汁倒入杯中，加入適量蜂蜜和冰塊調勻即可。

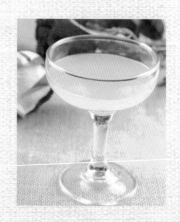

營養師 *point*

安神，鎮定，減肥，消暑，是一款特別適合夏季失眠者和肥胖者飲用之飲品。

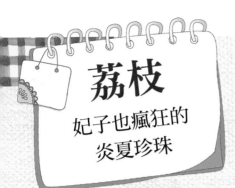

荔枝
妃子也瘋狂的炎夏珍珠

荔枝什麼節氣吃最好？

尚好 大暑

大暑時節吃荔枝最好，補血養氣，生津止渴。

寶島產地：高雄大樹。
寶島產季：5～7月。
挑選祕訣：色澤鮮豔，輕捏有彈性。
四氣五味：性溫，味甘酸，無毒。

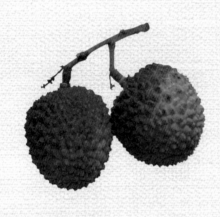

　　荔枝可止呃逆，治腹瀉，是頑固性呃逆及五更瀉患者的食療佳果，不僅如此，長期食用荔枝還有消腫解毒、止血止痛、開胃益脾和促進食慾的功效。

　　荔枝所含的豐富糖分，具有補充能量、增加營養的作用。不僅如此，荔枝對大腦還有補養的作用，能夠有效地改善失眠、健忘、疲勞等症狀。

　　荔枝對 B 型肝炎病毒表面抗原有抑制作用。還可使血糖下降，肝糖元含量降低，可應用於治療糖尿病。對身體虛弱，病後津液不足者，可作為補品食用。此外，荔枝還有美容祛斑的作用。

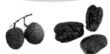 荔枝＋紅棗

 荔枝＋紅蘿蔔

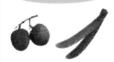 荔枝＋黃瓜

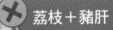 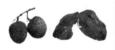 荔枝＋豬肝

共食兩種食材，會有安神益智、補脾養心的作用。

勿將荔枝、紅蘿蔔一起吃，因會降低它們原有的營養。

兩者同吃，荔枝中的維生素 C 會被黃瓜所破壞掉。

豬肝會將荔枝內含有的維生素 C 給氧化，不宜共食。

荔枝醋飲

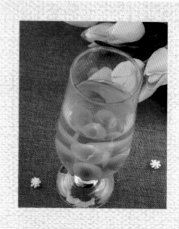

••••••• 材料 •••••••

醋..........................500cc　　荔枝..........................500g

•••••••••••••• 作法 ••••••••••••••

1. 荔枝買回來之後，先用水清洗乾淨。
2. 將洗好的荔枝除去外殼，掏去荔枝核。
3. 接下來把荔枝放入乾燥的瓶中，倒入適量醋。
4. 將其放入通風且低溫處，大約發酵 2 個月後即可飲用；如果延長至約莫 3 ～ 4 個月以後，風味更佳。

營養師 *point*

常喝荔枝醋飲可潤肺、補腎、排除毒素，愛美女性多飲用，能潤澤皮膚。

荔枝的祕密

　　荔枝原產於中國南部，是亞熱帶水果，據記載，漢初南越王趙佗，曾以荔枝作朝貢品，長途運往京都長安，漢武帝時，還從南越取荔枝樹百多株運往長安，特地築「扶荔宮」栽種。

　　楊貴妃因喜食荔枝而聞名，唐朝大詩人杜牧在《過華清宮三絕句》中有詩曰：「長安回望繡成堆，山頂千門次第開。一騎紅塵妃子笑，無人知是荔枝來。」白居易讚美荔枝：「嚼疑天上味，嗅異世間香，潤勝蓮生水，鮮逾橘得霜。」宋朝詩人蘇東坡被貶嶺南，在品嘗了荔枝後有詩云：「日啖荔枝三百顆，不辭長作嶺南人。」荔枝之味香美可見一斑。

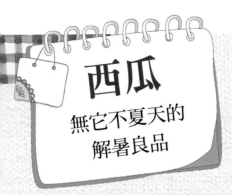

西瓜
無它不夏天的解暑良品

西瓜什麼節氣吃最好？

小暑 │ 尚好 大暑

西瓜清熱解暑，適合小暑和大暑時節食用。

寶島產地：雲林、屏東。
寶島產季：5～8月。
挑選祕訣：拍打的聲音沉沉飽滿。
四氣五味：性寒，味甘，無毒。

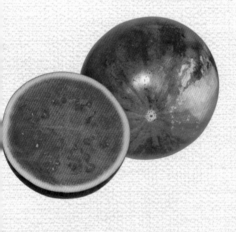

　　西瓜是夏季主要的消暑果品，能清熱生津，解渴除煩，其中含有大量的水分和豐富的鉀元素，能夠迅速補充夏季隨汗水流失的水分和鉀，改善缺鉀引發的肌肉無力和疲勞感，驅走倦怠情緒。

　　當天氣炎熱，口渴、汗多、煩躁的時候，吃上一塊西瓜，馬上生津、止渴、除煩。

　　西瓜中的蛋白酶，能把不溶性蛋白質轉化為可溶性蛋白質，並含有使血壓降低的物質，對肝硬化腹水或慢性腎炎引起的浮腫，有利水消腫的作用。

　　西瓜還有美容養顏的功效，新鮮的西瓜汁和鮮嫩的瓜皮都可增加皮膚彈性，減少皺紋，使皮膚光澤。

 **西瓜＋綠茶**

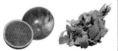 **西瓜＋薄荷**

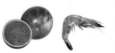 **西瓜＋蝦子**

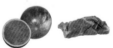 **西瓜＋羊肉**

西瓜配綠茶，可以達到醒腦、提神、鎮靜之功效。

西瓜能生津止渴，薄荷可提神醒腦，昏昏夏日最合拍。

與蝦子共食，恐怕造成腹痛、腹瀉、噁心……等症狀。

羊肉性熱，西瓜性寒，性味相悖，所以同食傷元氣。

時令 Recipe 柳橙西瓜飲

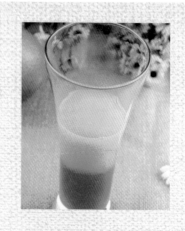

•••••••••••• 材料 ••••••••••••

柳橙	100g	蜂蜜	10g
西瓜	200g	冰糖	5g

•••••••••••• 作法 ••••••••••••

1. 將柳橙洗淨,切片;西瓜洗淨,去皮,取西瓜肉。
2. 將柳橙放入榨汁機內,榨出汁,倒入杯中。
3. 在柳橙汁裡面加進適量的蜂蜜,攪拌均勻。
4. 將西瓜肉放進果汁機裡面,攪打成汁,接著放入冰糖,按分層的方式,輕輕注入杯中即可。

營養師 point

柳橙西瓜飲在炎熱的時節中替你清熱解暑、生津止渴,適合一般人群飲用。

時令 Recipe 西瓜香蕉蜜汁

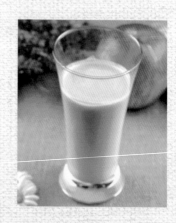

•••••••••••• 材料 ••••••••••••

西瓜	70g	蘋果	30g
香蕉	50g	蜂蜜	30g
鳳梨	70g	碎冰	60g

•••••••••••• 作法 ••••••••••••

1. 西瓜去皮,切塊;香蕉去皮,切小塊。
2. 鳳梨、蘋果洗淨,去皮、去心,切小塊。
3. 將碎冰、西瓜塊及其他材料通通放入果汁機。
4. 按下開關,以高速攪打大約 30 秒,即可。

營養師 point

能夠利尿泄水、補體健身的西瓜香蕉蜜汁,一般的體質均適宜多多飲用。

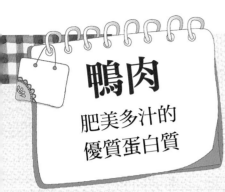

鴨肉
肥美多汁的優質蛋白質

鴨肉什麼節氣吃最好？

小暑 | 尚好 | 大暑

鴨肉甘涼滋養、健脾利水，適合小暑和大暑。

寶島產地：高雄、屏東、宜蘭。
寶島產季：全年皆飼養。
挑選祕訣：背脊及胸骨勻稱美觀。
四氣五味：性涼，味甘鹹，無毒。

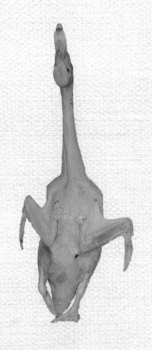

鴨肉味甘鹹性寒，最適合夏季清補，《本草綱目》記載：鴨肉「主大補虛勞，最消毒熱，利小便，除水腫，消脹滿，利臟腑，退瘡腫，定驚癇。」是老年人體質虛弱、病後體虛和營養不良的滋補佳品。

鴨肉與海帶共燉食，可軟化血管，降低血壓，對老年性動脈硬化和高血壓、心臟病有效。鴨同海參燉食，善補五臟之陰和虛癆之熱，治老年性肺結核、糖尿病、脾虛水腫、慢性支氣管炎、慢性腎炎等有效。

鴨肉與竹筍共燉食，可治療老年人痔瘡下血。因此，民間認為鴨是「補虛勞的聖藥」。

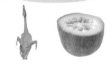

鴨肉＋冬瓜

冬瓜搭配鴨肉一起吃，能夠利尿消腫，並清熱滋陰。

鴨肉＋山藥

這兩種食材共煮，不但可健脾益氣，還能補陰養肺。

鴨肉＋甲魚

經常將甲魚搭配鴨肉共食，令人陽虛、水腫、腹瀉。

鴨肉＋栗子

吃栗子時，注意肚中無鴨肉，否則引起腹脹、中毒。

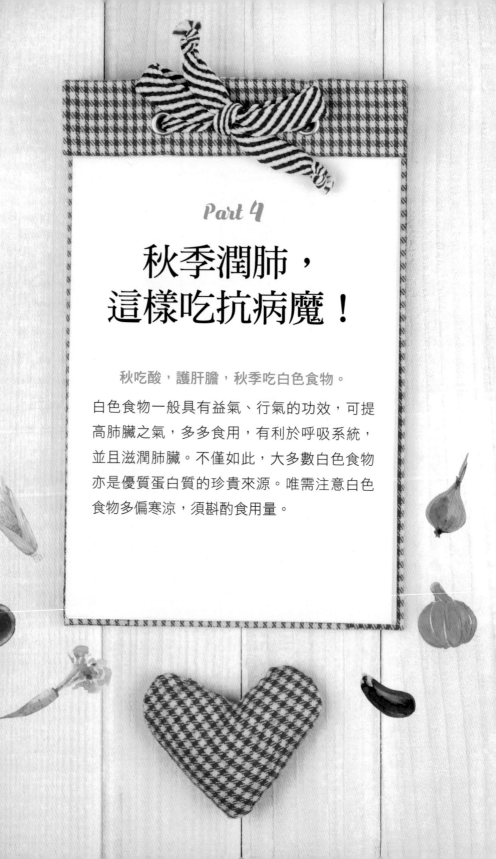

Part 4

秋季潤肺，
這樣吃抗病魔！

秋吃酸，護肝膽，秋季吃白色食物。

白色食物一般具有益氣、行氣的功效，可提
高肺臟之氣，多多食用，有利於呼吸系統，
並且滋潤肺臟。不僅如此，大多數白色食物
亦是優質蛋白質的珍貴來源。唯需注意白色
食物多偏寒涼，須斟酌食用量。

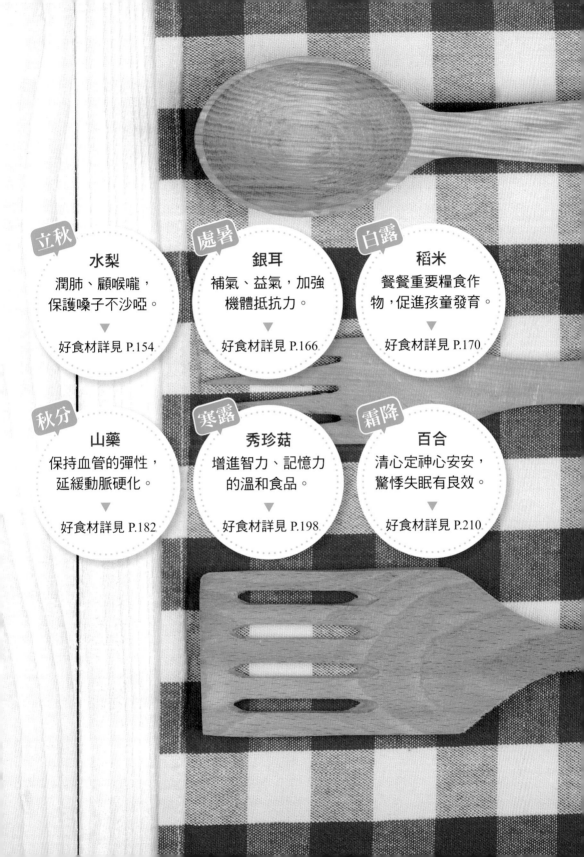

立秋

水梨

潤肺、顧喉嚨，
保護嗓子不沙啞。

▼

好食材詳見 P.154

處暑

銀耳

補氣、益氣，加強
機體抵抗力。

▼

好食材詳見 P.166

白露

稻米

餐餐重要糧食作
物，促進孩童發育。

▼

好食材詳見 P.170

秋分

山藥

保持血管的彈性，
延緩動脈硬化。

▼

好食材詳見 P.182

寒露

秀珍菇

增進智力、記憶力
的溫和食品。

▼

好食材詳見 P.198

霜降

百合

清心定神心安安，
驚悸失眠有良效。

▼

好食材詳見 P.210

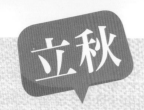

8月7日～8月9日暖涼之交

　　立秋是邁入秋涼的先聲，預示著炎熱難耐的夏天即將過去，秋季即將來臨。不過，由於台灣位處亞熱帶氣候地區，所以一般情況下仍然十分炎熱，多數民眾仍然過著消暑的生活，包括穿著無袖背心、宅在家吹冷氣、去海邊游游泳、大啖冰沙冰飲、攝取寒涼瓜果……等。

　　然而，無論自己身體是如何感受天氣，以大地來說，節氣已經步入秋天是事實，陰陽之氣開始轉換，天地陽氣已經漸收，所以濕寒的飲食必須要告一段落了，否則唯恐會傷害到脾胃。

常見疾病

便祕

　　乾燥的秋季，人體為了減少水分的流失，會自動將大腸蠕動的速度減緩，隨著糞便排出時間的延長，肺燥若下移於大腸，就更容易引起腸燥便祕。早晨起床，宜空腹飲一杯溫開水或蜂蜜水，以軟化糞便。

口瘡

　　進入立秋之後，環境會變得越來越乾燥，一旦缺水，人體便會出現口乾舌燥的現象，這是體內水分缺乏的警示暗號，若置之不理，未能及時補救，便很容易造成嘴巴破洞、舌頭破洞，各種口瘡的生成，讓人叫苦連天。

飲食原則

　　人們在炎熱的日子裡，常吃冷食、冷飲，經過夏季脾胃多有損傷，消化功能尚處於脆弱狀態；如果一到秋天就大量進食補品，特別是過於油膩的養陰之品，只會弄巧成拙，加重脾胃負擔，長期處於虛弱的胃腸，一下子超出承受範圍，將導致消化功能紊亂。由此可見，初秋的進補，應該以「清補」為宜。

養肺為優先

肺與秋季相應，秋季乾燥，氣燥傷肺，因此需要潤燥、潤肺；那些屬於辛辣的發散之物，特別容易瀉肺，反之，酸味食物則能收斂肺氣，所以這時候的飲食不宜進食過量的蔥、薑、羊肉⋯⋯等食物，相對地，建議多吃些酸味的蔬果，例如：檸檬、柚子、葡萄等等。

多多補充水分

立秋之後，一定要特別注意水分的補充，有兩個原因，第一，是為了補充夏季酷暑丟失的水分；第二，是可以預防秋燥，避免缺水所引起的各種病症。

除了叮嚀自己早晨起床喝上一大杯水、整日也要定時、定量地喝水之外，別忘了攝取蔬菜與水果，它們也是水分的重要來源。

🧅 生活起居

過了立秋，突發的降雨天氣會增多，市民們假如出門在外，要當心不慎淋到雨，造成受寒感冒。提醒民眾，外出之時，最好隨身攜帶雨傘、雨衣、雨具，或準備一件能夠擋雨的衣物，以備不時之需。

除此之外，秋季氣溫雖漸涼，切記不要過早添加衣服，適度的秋涼刺激，有助於鍛鍊抵禦寒冷的能力。

此外，適當的「秋凍」活動，例如：早操、慢跑、冷水浴⋯⋯等，能幫助人體順應秋季而收斂，養成「耐寒」體質，提高機體的適應力和抗寒力，保證順利由夏暑過渡到秋涼，這對於老年、兒童、體弱者，或者是患有慢性呼吸道疾病、心腦血管疾病者，能對疾病達到積極的預防作用，此外，減少血栓形成的機會，也能預防腦血栓等缺血性疾病發病。

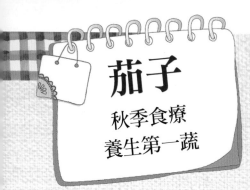

茄子
秋季食療
養生第一蔬

茄子什麼節氣吃最好？

大暑 ┃ 尚好┃立秋 ┃ 處暑

茄子涼血消腫，適合大暑、立秋、處暑來食用。

寶島產地：南投、彰化、高雄、屏東。
寶島產季：5 ～ 12 月。
挑選祕訣：亮紫色，飽滿有彈性。
四氣五味：性寒，味甘，無毒。

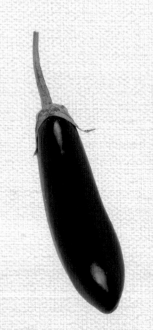

　　《滇南本草》記載，茄子甘寒，能散血、消腫、寬腸。所以在夏天食用茄子，有助於清熱解暑，對於容易長痱子、生瘡癤的人，尤為適宜。

　　用紫茄同白米煮粥吃，或服用蒸茄子，對大便祕結、痔瘡出血以及患濕熱黃疸的人，也有療效。

　　茄子中豐富的維生素 P，能增強人體細胞間的粘著力，防止微血管破裂出血，預防紫癜和促進傷口癒合，防治腦溢血、高血壓、動脈硬化等病症。

　　茄子當中的龍葵城，能防治消化系統腫瘤和清退癌熱。常吃茄子，對慢性胃炎、腎炎等引發的水腫也有治療作用，此外還可提高男性性能力。

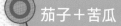

茄子＋苦瓜	茄子＋青椒	茄子＋番茄	✗ 茄子＋螃蟹
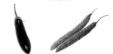		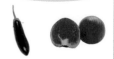	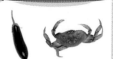
苦瓜清心明目，茄子清熱消腫，特別適合心血管病人。	兩兩相加，提高茄子中類黃酮的吸收，保護心血管。	此兩者一起吃，促進茄子中維生素 C 和多酚類物吸收。	兩者均性寒涼，同食增加滑利之性，引起腹瀉腹痛。

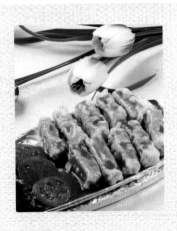

炸茄盒

材料

茄子	300g	青蔥	適量
肉末	100g	生薑	適量
雞蛋	3 顆		

營養師 point

炸茄盒香脆下飯，茄子內含有豐富的維生素 P，可保持血管正常功能。

作法

1. 先將茄子洗淨去皮，切成直徑 3 公分長的夾刀片。

2. 在肉末內加上一點米酒、鹽巴，切好的蔥末、薑末……等調味品；並且在雞蛋中加進麵粉，調成糊。

3. 將肉末放入茄片內，用手包捲起來做成茄餅，取一油鍋燒熱之後，將茄餅丟下油鍋炸。

4. 炸至八分熟以後撈出，要吃炸茄盒的時候，待油溫升到八分熱再炸一次，撒上椒鹽即成。

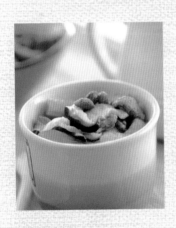

羊肉燉茄子

材料

茄子	500g	鹽巴	適量
羊肉	150g	青蔥	適量
菜心	100g	生薑	適量
香菇	25g		

營養師 point

羊肉溫陽益氣，補虛損；茄子為一種可清熱的食材，適合夏季平補。

作法

1. 茄子去皮，剖成四瓣；蔥切段，薑切片；羊肉切片；香菇切片；菜心事先用沸水汆燙過。

2. 在炒鍋內加點油，放入蔥末、薑末爆炒一陣子，再加入 500ml 的高湯，燒開以後，將蔥與薑分別撈出。

3. 接下來，我們在鍋子裡面放入茄子、肉片、香菇，小火燉至茄子軟爛，此時的湯已變得很濃。

4. 加點鹽巴，調好口味後盛碗，將菜心擺放上即可。

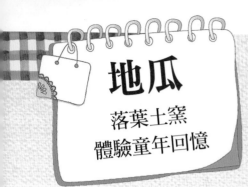

地瓜

落葉土窯
體驗童年回憶

地瓜什麼節氣吃最好？

尚好 立秋 | 處暑

地瓜甘平無毒，益氣生津，適合立秋和處暑時節。

寶島產地：苗栗、台中、彰化、雲林。
寶島產季：12 ～ 5 月。
挑選祕訣：無發芽、鬚根少，大小一致。
四氣五味：性平，味甘，無毒。

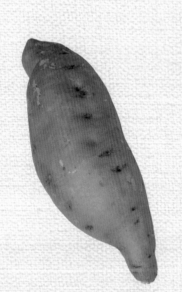

　　地瓜熱量低，又具飽腹感，是一種理想的減肥食品。它的熱量只有等量白米的三分之一，而且幾乎不含脂肪和膽固醇，同時還富含纖維素和果膠，能阻止糖分轉化為脂肪，所以吃了之後不必擔心會發胖。

　　地瓜含有獨特的生物類黃酮成分，這種物質既防癌且益壽，還可延緩智力衰退和增加抵抗力。

　　地瓜含有大量的粘液蛋白，這種粘液蛋白能維持人體心血管壁的彈性，可抑制膽固醇的沉積，阻止動脈硬化的發生；所以，地瓜適合中老年人保健。

　　但地瓜糖分很高，吃多了可產生大量胃酸，造成胃酸逆流，出現長輩所說的「火燒心」的症狀。

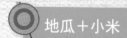 地瓜＋小米	地瓜＋醋	✖ 地瓜＋柿子	✖ 地瓜＋螃蟹
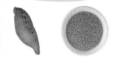			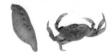
健胃益腎的兩種食材搭配著吃，烏髮且能養顏美容。	減肥期間多吃地瓜，並搭配醋飲用，可消除浮腫。	果酸可與柿子的單寧、果膠起凝聚作用，形成胃結石。	地瓜與螃蟹一起食用，將引起腹痛、腹瀉等不良症狀。

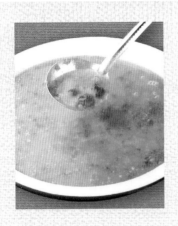

地瓜玉米粥

······ 材料 ······

碎玉米......................250g　　　地瓜......................50g

······ 作法 ······

1 將地瓜清洗乾淨，去皮，切碎；玉米碎粒淘洗乾淨。

2 在鍋中加入 10 杯水和玉米，煮 8 分鐘再加入地瓜。

3 將大火煮開後，再用小火繼續熬煮，直至玉米粥變得又稠又軟，即可準備把火給關上了。

4 放進適量的糖調味之後，即可食用。

營養師 point

地瓜與玉米一同熬煮成粥，兩者的營養互補，也不會太難消化，特別適合中老年人作為正餐食用。

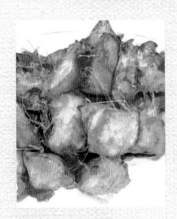

拔絲地瓜

······ 材料 ······

地瓜......................250g　　　冰糖......................100g

······ 作法 ······

1 地瓜去皮，洗淨，切成 3 公分大小的滾刀塊。

2 開大火將油燒熱，放入地瓜塊，炸至充分熟，當地瓜的外表呈現微黃的時候，即可撈出。

3 在鍋子內留下少量地瓜油，加入冰糖。

4 同時倒進少許水，不斷翻炒，當糖變得黏稠時，再迅速放入炸好的地瓜塊，迅速炒均勻即可。

營養師 point

外脆內嫩，甜香不膩，適合普通人群食用；可以做為餐餐配飯的一道料理。

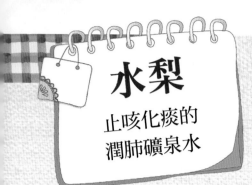

水梨

止咳化痰的潤肺礦泉水

水梨什麼節氣吃最好？

尚好 立秋｜處暑

水梨生津又潤肺，適合立秋和處暑時節食用。

寶島產地：新竹、台中、宜蘭。
寶島產季：6～8月。
挑選祕訣：體型圓渾，色澤不黯沉。
四氣五味：性涼，味甘微酸，無毒。

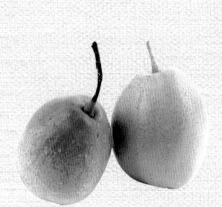

　　梨肉脆而多汁，酸甜可口，富含糖、蛋白質、脂肪、碳水化合物及多種維生素，被稱為「天然礦泉水」，可以生津止渴、解熱，特別適宜因患感冒或扁桃腺炎而喉嚨疼痛的人食用。

　　梨燉冰糖可滋陰潤肺，常服可治咳喘。肺熱久咳者，可用生梨加蜂蜜熬製成梨膏糖服用。煮熟的水梨，有助於腎臟排泄尿酸，可預防痛風。

　　秋季每天吃一兩顆水梨，可緩解秋燥，播音員、歌手經常食用煮好水梨，可以有效地保護嗓子。

　　水梨含有天冬氨酸，這種物質能提升身體對疲勞的抵抗力，是增強體力的有效成分。

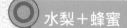 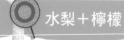 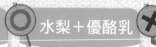 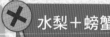

水梨＋蜂蜜	水梨＋檸檬	水梨＋優酪乳	水梨＋螃蟹
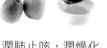	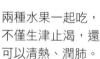	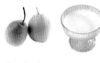	
潤肺止咳，潤燥化痰；對氣管炎、肺結核有療效。	兩種水果一起吃，不僅生津止渴，還可以清熱、潤肺。	優酪乳搭配水梨一起吃，可以安神助眠，清脂減肥。	水梨不宜與螃蟹同食，因為恐傷及腸胃，引起腹瀉。

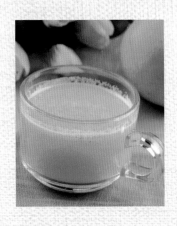

薑梨蜜熟飲

· · · · · · · · · · · · · 材料 · · · · · · · · · · · · ·

水梨......................100g　　生薑......................15g
蜂蜜......................10g

· · · · · · · · · · · · · 作法 · · · · · · · · · · · · ·

1 將梨子清洗乾淨之後，削去外皮，切去籽，切小塊。

2 把薑洗乾淨，用削皮器去掉外皮，用刀切成一塊塊。

3 將準備好的材料，倒入果汁機內，一同攪打大約2分鐘左右的時間即可。

4 最後，在電磁爐上加熱後，放入蜂蜜即可。

營養師 *point*

梨具有生津止渴、清熱潤肺、止咳化痰的功效，蜂蜜與薑，有助於止咳化痰，適合喉嚨痛時飲用。

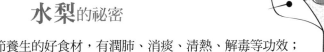

水梨的祕密

　　水梨，是一種秋冬季節養生的好食材，有潤肺、消痰、清熱、解毒等功效；中醫常常提到，用梨治療咳嗽，值得注意的是，這種食療方式，必須將水梨燉煮熟透，才能顯其功效，如果直接吃生水梨，可能會加重咳嗽症狀、越吃越咳。

　　感冒的時候可以自製「冰糖燉水梨」，首先，將梨皮撤底刷洗乾淨，挖除最容易殘留農藥的水梨籽心，接下來，把中心被挖空的水哩，至於碗中或是盤子上，中間再倒入適量的冰糖，最後，把水梨置入微波爐或電鍋中加熱，使其中間的冰糖融化完畢，即可熱熱的食用！

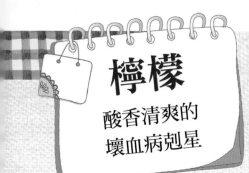

檸檬

酸香清爽的壞血病剋星

檸檬什麼節氣吃最好？

小暑｜ 尚好 ｜立秋

在小暑、立秋時節天氣正悶熱，趁此時多吃些檸檬有生津、增進食慾的神奇功效。

寶島產地：屏東九如鄉。
寶島產季：6 ～ 8 月。
挑選祕訣：外皮細緻，油亮富光澤。
四氣五味：性平，味酸甘，無毒。

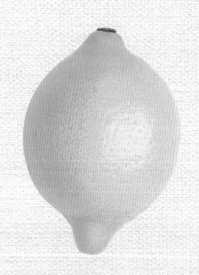

　　檸檬的強烈酸味，源自於其所含的維生素 C 與檸檬酸，它們都具有美白肌膚的功效。當維生素 C 缺少了，細胞之間的間質也會變少。如此一來，細胞組織就會變脆，失去抵抗外力的能力，人體就容易出現壞血症；檸檬富含維生素 C，正是對抗「壞血病」的剋星。檸檬汁中含有大量的檸檬酸鹽，可以防止腎結石的形成，甚至可以溶解已經形成的人體結石，所以常食用檸檬，能夠防治腎結石。

　　檸檬酸味的另一個來源，就是檸檬酸，它不僅可以止血，還具有緩解肌膚衰老的作用，生食還有安胎止嘔的作用，所以檸檬是最適合女性的水果。

檸檬＋甘蔗	檸檬＋蘆薈	檸檬＋蝦子	檸檬＋牛奶
		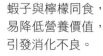	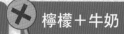
檸檬與甘蔗汁一起搭配，可以益胃生津、止渴除煩。	在檸檬汁裡加一點蘆薈，不僅消暑生津，更去除炎症。	蝦子與檸檬同食，易降低營養價值，引發消化不良。	檸檬中果酸與牛奶的蛋白質容易結成凝塊，阻礙消化。

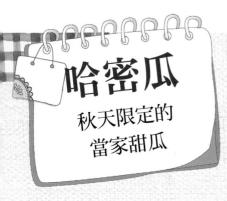

哈密瓜
秋天限定的當家甜瓜

哈密瓜什麼節氣吃最好？

尚好 立秋

哈密瓜解暑除煩，適合立秋時節來食用。

寶島產地：宜蘭壯圍鄉。
寶島產季：6～7月。
挑選祕訣：網紋粗且密者為上品。
四氣五味：性寒，味甘，無毒。

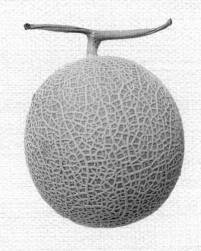

　　哈密瓜素有「瓜中之王」的美稱，含糖量在百分之十五左右，有利於人的心臟和肝臟工作，如果你感到身心疲倦、心神焦躁不安，長期食用哈密瓜，有改善上述各種症狀的奇效。

　　哈密瓜含有豐富的鐵和胡蘿蔔素，能夠增強機體造血能力，減少皮膚黑色素的形成；常吃哈密瓜，可以防治貧血和延緩衰老，令肌膚紅潤光澤。

　　哈密瓜性味甘寒，利小便、止渴、除煩熱，可治發燒、中暑、口渴、尿路感染、口鼻生瘡……等等麻煩的病症。民諺云：「立秋處暑正當暑。」立秋後「秋老虎」襲人，哈密瓜生津解暑，立秋食用最適宜。

哈密瓜＋蜂蜜	哈密瓜＋芒果	哈密瓜＋優酪乳	✕ 哈密瓜＋白酒
享用哈密瓜的時候沾點蜂蜜，清熱解燥，可利小便。	這兩種水果一起吃，能緩解眼部疲勞，恢複體力。	優酪乳與哈密瓜可增進食慾、緩解疲勞、提高活力。	吃哈密瓜的時候，不要搭配白酒，因為會生痰助火。

時令 Recipe 哈密瓜優酪乳

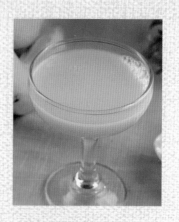

•••••• **材料** ••••••

哈密瓜.....................半顆	牛奶.........................1 杯
優酪乳.....................200g	冰塊.....................3~4 顆

•••••• **作法** ••••••

1 將哈密瓜去皮、去籽,切成大塊。

2 量取所需要的牛奶與優酪乳。

3 把全部的食材一併倒入榨汁機中,按下開關。

4 攪打一陣子,等待果汁機裡面所有的材料通通被榨
碎之後,即可倒入杯中,好好享用。

營養師 *point*

哈密瓜優酪乳除了增進食
慾、緩解疲勞,還能提高
活力,適合一般人。

哈密瓜 的祕密

香瓜、哈密瓜、洋香瓜,這三種不同品種的水果,有很多民眾都傻傻分不清
楚,以下便是三者的獨有辨識特徵:

香瓜是金黃的,像熱氣球一樣的紋路,果實香甜,富含醣與澱粉。

哈密瓜主要產在新疆哈密,表皮有皺褶,味清香,肉脆口,甜如密。分為綠
色或黃色,紋路很密,凸凹不平,紋路明顯開展,且規則突出,呈橢圓形。

此外,哈密瓜亦分成網紋、光皮兩種類型。

當我們講到洋香瓜,大多指的是網紋洋香瓜,綠色或黃色,具有如
同網絡一般的紋路,多為球狀圓形,果皮厚,肉質則柔軟。

8 月 22 日～ 8 月 24 日 熱氣終止

處暑是入秋第二個節氣，聽到「處暑」，你也許會滿頭問號：「不是已經進入秋天了嗎？為什麼在立秋之後，又來一個暑？」

其實，「處」字代表結束、終止，意思是「夏季殘餘的暑熱正式終結了」；在處暑來臨之前，雖然已進入定義上的秋季，但夏天的熱氣實際上仍然揮之不去，這種過度時期也被人們稱之為「秋老虎」，而一旦節氣進入處暑，即使是在白晝氣溫仍然偏熱，晚上卻已漸漸有了微微涼意。

而處暑時節也是一年當中颱風最多的時節，有時候會接二連三地出現颱風，而此時節中的颱風，其威力也特別地驚人。

常見疾病

腸胃炎

肚臍部位的表皮最薄，對於外界的冷刺激特別敏感，秋季防護不當，寒氣透過肚臍侵入人體，寒氣在小腹部位積聚太多，便可能導致腸胃炎。所以，要準備好保暖衣物及時增添，睡覺時以棉被蓋好腹部，將肚臍部位的寒氣驅散。

頸椎病

處暑之後，晝夜溫差大，頻繁出入空調房的上班族，如果回家後也是頻繁地吹冷氣、吹電扇，要小心肩周炎、頸椎病的發生，可以抽空自行按按摩、刮刮痧，維持肩背部的血液循環順暢，毛病就不易上門。

飲食原則

一般來說，40 ～ 60％的空氣相對濕度，能夠讓人體感覺最舒服，只要是過高或過低，都會感覺到不適。秋天空氣中的水氣含量小，相對濕度跟著下降，特別是當空氣的相對濕度低於 30％，人體就會明顯地體會到乾乾澀澀的感覺，也就是俗稱的「秋燥」現象。

潤燥之果

這時，要多吃一些寒涼多汁的水果類食品，譬如說，最具代表性的水梨，可以潤肺、消痰、止咳，可說是秋季中最提倡多吃的水果。

除此之外，同樣屬於潤燥水果的蘋果，也富含人體所需的多種維生素和鉀質，不但對心血管疾病患者相當有助益，還能整腸、排毒，避免乾燥秋季所引起的便祕等症狀，對於消化不良、腹瀉也有制止的作用。

寒涼蔬菜

多數蔬菜性寒涼，且富含大量的水分，對於人體有生津潤燥、清熱通便的功效，因此，要解決秋初之際的乾燥困擾，多多攝取蔬菜，亦是很重要的功課。

健胃粥品

秋季亦是易犯胃腸毛病之時節，胃弱者，三餐主食可以多選擇粥，搭配各種具潤燥功效之食材，例如：銀耳粥、龍眼粥、百合粥、蓮子粥……等。

🍎 生活起居

夏天的悶熱慢慢退去，秋季的清爽隨之到來，處暑正是由熱轉涼的交替時節，導致很多人會出現懶洋洋的疲勞感，所以，起居作息也要相應調整，早睡早起，是為了避免秋天肅殺之氣，並且有助於肺氣的舒展，喚醒整日的精神。

醫師一再提醒，秋季日夜溫差大，就寢前，即使感覺房間熱氣環繞，千萬不可貪涼，關窗睡覺，若開冷氣，務必要設定時間，氣溫勿調過低，搭配電風扇，勿直吹，以防寒濕之邪侵入人體，在睡夢中感冒。

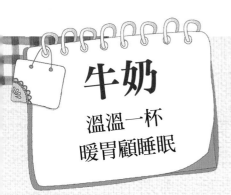

牛奶

溫溫一杯
暖胃顧睡眠

牛奶什麼節氣吃最好？

尚好 處暑｜白露｜秋分

牛奶補虛健脾，生津止渴，適合處暑、白露、秋分。

寶島產地：彰化、雲林、台南、屏東。
寶島產季：全年皆可出產。
挑選祕訣：選擇信譽優良的廠商。
四氣五味：性微寒，味甘，無毒。

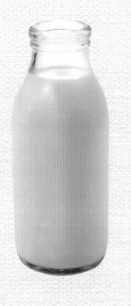

　　牛奶中活性鈣含量豐富，是人類最好的鈣源之一，而且牛奶中的乳糖能促進人體腸壁對鈣的吸收，因為鈣能促進骨骼發育，防治骨質疏鬆症，使身體柔韌度增加；所以，兒童和中老年人常喝牛奶有益身體健康。要注意的是，缺鐵性貧血、患膽囊炎和膽結石者皆不宜飲用牛奶。

　　牛奶對人體具有鎮靜安眠作用，喝牛奶能夠促進睡眠；牛奶還能潤澤肌膚，經常飲用可使皮膚白皙、光滑，增加彈性；但是有少數人喝牛奶後會引起胃脹和腹瀉，這是對牛奶中乳糖不耐受所致。牛奶發酵後製成的優酪乳，乳糖明顯減少，可以替代飲用。

牛奶＋蜂蜜	牛奶＋麥片	✕ 牛奶＋巧克力	✕ 牛奶＋紅豆
	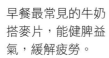	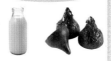	
牛奶加上蜂蜜對女生最好，可鎮靜安眠，緩解痛經。	早餐最常見的牛奶搭麥片，能健脾益氣，緩解疲勞。	吃巧克力配上牛奶，將影響人體對鈣質的吸收率。	共食將會降低營養價值，建議紅豆與牛奶勿做搭配。

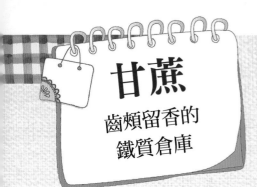

甘蔗
齒頰留香的鐵質倉庫

甘蔗什麼節氣吃最好？

尚好 ▶ 處暑｜白露｜秋分
甘蔗生津潤燥，適合處暑、白露、秋分時節。

寶島產地：南投、彰化、雲林、台南、花蓮。
寶島產季：10 ～ 12 月。
挑選祕訣：挺直，節頭少，粗細均勻。
四氣五味：性微寒，味甘，無毒。

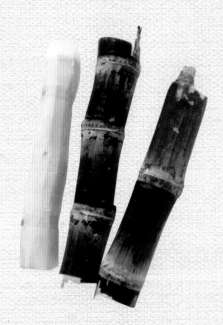

甘蔗這一種水果汁多味甜，營養豐富，其中富含蔗糖、葡萄糖及果糖，還含有大量的鐵、鈣、磷、錳、鋅等人體必需的微量元素。

甘蔗汁清涼消炎，消渴除煩、瀉火熱，對熱病傷津、心煩口渴、反胃嘔吐、肺燥引發的咳嗽氣喘有效。

民諺云：「秋日甘蔗賽過參」，仲秋時節，天乾氣燥，陽氣收斂，人體易出現口鼻咽乾、皮膚粗糙、大便祕結等狀況，甘蔗味甘性寒，甘可滋陰養血，寒可清熱生津，有滋養潤燥之功，正是秋季保健佳品。甘蔗還可以通便，飲其汁可緩解酒精中毒。

甘蔗＋山藥	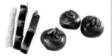 甘蔗＋荸薺	甘蔗＋白酒	甘蔗＋紅酒
咳嗽痰多，建議多食山藥，搭配甘蔗，有極佳療效。	兩者搭配著食用，可以清熱、解毒、潤燥、清肺。	保護喉嚨，請勿將兩者做搭配，否則容易生成痰。	此兩種食材一起攝取，會降低機體對於銅的吸收。

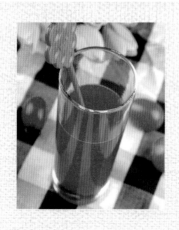

番茄甘蔗菜汁

········· 材料 ·········

番茄.........................200g　　甘蔗汁.....................250g
萵筍.........................100g

········· 作法 ·········

1 將番茄整顆清洗乾淨，先用刀子切取一部分需要的量，接著再將番茄分切成小塊狀。

2 萵筍洗乾淨之後，同樣地用刀子切成小塊狀。

3 把所有切好的材料，一股腦兒地倒入果汁機內。

4 倒入甘蔗汁，接著我們按下果汁機的開關，攪打一下，計算大約 2 分鐘左右即可關掉電源，飲用。

營養師 point

可以清熱生津，可以滋陰潤燥，適合肺熱乾咳、胃熱嘔吐、腸燥便祕飲用。

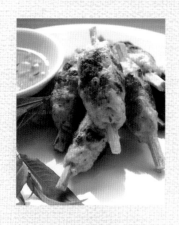

甘蔗雞捲

········· 材料 ·········

甘蔗.........................2 節　　糖.........................2 小匙
雞胸肉.....................50g　　香油.....................1 小匙
魚漿.........................2 大匙　鹽巴.....................1 小匙
青蔥.........................1 根　　白胡椒粉...............1/2 匙
太白粉.....................1 大匙

········· 作法 ·········

1 甘蔗去皮、去節，取中間段，切成 8 等份。

2 雞胸肉洗淨切碎，加入魚漿、蔥花及調味料，攪勻。

3 甘蔗撒上太白粉，包一份餡在甘蔗外面，如圖露出少許的甘蔗兩端，接著再沾上少許太白粉。

4 油熱後，將甘蔗捲炸至金黃，撈出瀝油，裝盤。

營養師 point

視覺滿分的拿手好料理，端上桌讓客人嘖嘖稱奇，甘甜爽口，健胃消食，一般體質的人均可以食用。

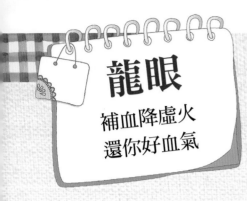

龍眼
補血降虛火
還你好血氣

龍眼什麼節氣吃最好？

尚好 處暑

龍眼壯陽益氣，最適合處暑時節大夥兒一同分食。

寶島產地：南投、台中、彰化、嘉義、台南、高雄。
寶島產季：7～8月。
挑選祕訣：果型圓，無病斑或藥斑。
四氣五味：性平，味甘，無毒。

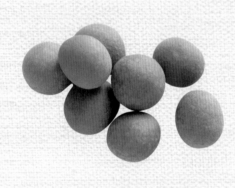

　　龍眼富含多種營養，因而有很高的食療價值。它含有豐富的葡萄糖、蔗糖及蛋白質等，含鐵量也較高，在提高熱能、補充營養的同時，又能促進血紅蛋白再生以補血，有鎮靜作用，對神經性心悸有一定的療效。除此之外，龍眼肉還可以幫助安胎，並具有降血脂、增加冠狀動脈血流量的作用。

　　龍眼肉除對全身有補益作用外，還對腦細胞特別有益，能增強記憶力，消除疲勞，龍眼肉補心脾、益氣血作用顯著，堪稱「人體氧氣機」。

　　龍眼中有大量尼克酸，可用於治療因尼克酸缺乏而引起的腹瀉、癡呆、皮炎，甚至精神失常等症。

龍眼＋雞蛋	龍眼＋當歸	龍眼＋人參	✖ 龍眼＋白蘿蔔

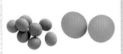 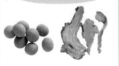 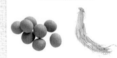

| 適當地一起食用，可以益心脾，亦能補氣血，安神志。 | 二種食材搭配，具有補血補氣、潤腸通便的好功效。 | 龍眼和人參一起吃，具有補充機體營養的功效。 | 龍眼是滋補食物，蘿蔔是寒性食物，並不宜搭配。 |

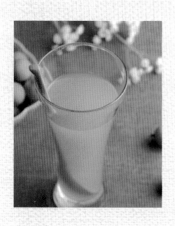

龍眼蘆薈冰糖露

材料

龍眼.............................80g　　冰糖.............................適量
蘆薈.............................100g

作法

1 將龍眼洗淨，剝去外殼，取肉；蘆薈洗淨，去皮。

2 將龍眼放入小碗中，加進沸水，加上蓋子，悶上大約 5 分鐘的時間，使其軟化，放冷即可。

3 將準備好的材料放入果汁機中，加開水，快速攪拌，

4 最後把打好的汁液倒進杯中，再加入適量冰糖。

營養師 point

此道料理既補血健脾，又滋陰解毒，可以滋潤皮膚，防止皺紋的產生。

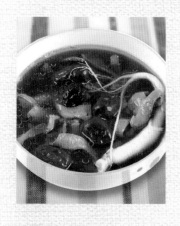

時令
Recipe

桂圓煲豬心

材料

桂圓.............................35g　　薑片.............................15g
黨參.............................10g　　鹽巴.............................適量
紅棗.............................15g　　雞粉.............................適量
豬心.............................1 顆　　香油.............................適量

作法

1 豬心洗淨，去掉肥油的部分，接著切小片；紅棗洗淨、去核；黨參洗淨之後，切段備用。

2 切好的豬心放入滾水鍋中汆燙，去除血水，瀝乾水。

3 鍋中加入清水 2000cc，將豬心及其他材料放入鍋內。

4 以大火煮沸後，再改用小火煲上 2 小時並調味。

營養師 point

益氣補血、養血安神的桂圓煲豬心，適宜體弱、記憶力差、失眠者食用。

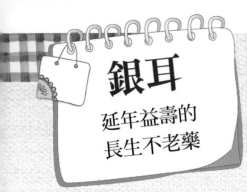

銀耳
延年益壽的
長生不老藥

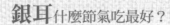

銀耳什麼節氣吃最好？

尚好 處暑｜白露｜秋分

銀耳益氣且清腸，滋陰又潤肺，最適合人們在處暑、白露和秋分等好時節多多食用。

寶島產地：多為中國進口。
寶島產季：四季皆可生產。
挑選祕訣：偏米黃色者，避免漂白過。
四氣五味：性平，味甘淡，無毒。

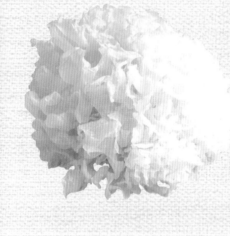

　　銀耳既是名貴的滋養補品，又是扶正強壯的良藥。它滋潤而不膩滯，具有補脾開胃、益氣潤燥、強心補腦之功，對陰虛火旺不受參茸等溫熱滋補者有益。含量豐富的維生素D，能防止鈣的流失，預防骨質疏鬆。因此尤其適合女性及中老年人食用。

　　銀耳中的酸性多糖類物質，能增強白細胞的吞噬能力，興奮骨髓造血功能，具有抗腫瘤作用，還能增強腫瘤患者對放療、化療的耐受力。

　　銀耳富有天然膠質，能使皮膚的彈性增強，皮下組織豐滿，皺紋變淺甚至消失，皮膚變得細嫩光滑。

銀耳＋蓮子	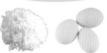 銀耳＋鴨蛋	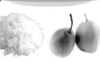 銀耳＋水梨	銀耳＋鵪鶉蛋
銀耳與蓮子經常被搭配在一塊，甯心安神，美白養顏。	鴨蛋加銀耳，可養陰潤肺，治喉嚨乾咳、聲音嘶啞。	水梨與銀耳皆為滋陰潤肺的好食，一起吃清熱止咳。	與鵪鶉蛋共食，益氣養血，養精補腎，健腦強身。

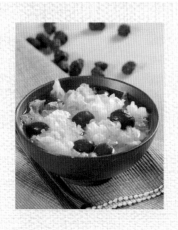

時令 Recipe 銀耳紅棗湯

• • • • • • • • • • • 材料 • • • • • • • • • • •

雪梨..........................240g   冰糖..........................40g
銀耳..........................30g   紅棗..........................4 顆

• • • • • • • • • • 作法 • • • • • • • • • •

1 將銀耳泡發；雪梨搓洗乾淨；紅棗沖洗乾淨。

2 雪梨切小塊，備用；銀耳用手撕成碎片。

3 將**步驟2**的食材放入容器，加水，放進紅棗。

4 開大火煮 15 分鐘，加進雪梨、冰糖再煮 10 分鐘。

營養師 *point*

這一道健脾益氣、滋陰潤肺的銀耳紅棗湯，適合咳嗽、咽喉疼痛者食用。

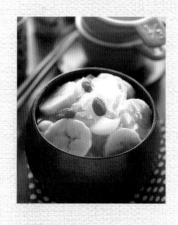

時令 Recipe 枸杞銀耳羹

• • • • • • • • • • • 材料 • • • • • • • • • • •

銀耳..........................50g   香蕉..........................40g
枸杞..........................20g   糖..........................適量

• • • • • • • • • • 作法 • • • • • • • • • •

1 將銀耳與枸杞用水泡 10 分鐘，備用；香蕉切段備用。

2 鍋中放入泡好的銀耳和枸杞，加入水。

3 放入爐子上用大火燒開，然後轉小火煮半小時。

4 加入香蕉，再蓋上蓋子燜一會兒，加糖便可食用。

營養師 *point*

此羹湯潤肺、降血脂、降血壓；具補腎益精，養肝明目，補血安神等功效。

9月7日～9月9日 露珠凝結

《詩經》有一段著名的詩句：「蒹葭蒼蒼，白露為霜。所謂伊人，在水一方。」白露時節，氣溫更涼，隔夜的草木上，往往可見白色露珠垂吊著。

這個自然現象，是因為初秋的白晝氣溫尚熱，然而太陽一旦歸山以後，氣溫下降的速度卻非常地快，而當夜間空氣中的水汽遇冷，便凝結成細細小小的水滴，密集地附著在花草植物的綠色莖葉或花瓣上，經早晨的太陽光照射，看上去便晶瑩剔透，別有一番詩情畫意之感。

古代人以四時配五行，秋季屬於五行中的「金」，金色白，所以秋天的代表顏色便是白色，秋天的露水便叫做「白露」，白露之美名由此而來。

白露是典型的秋天節氣，屬於全年之中晝夜溫差最大的時節，因此在白露前後注意內在養生，抵擋外來疾病，就顯得十分重要。

🍂 常見疾病

咳嗽

九月的天氣已經逐步變得越來越寒冷，彷彿是正式宣告秋季的來臨，經過一整個夏天的酷熱之後，身體基於長時間的高溫，容易導致冷熱不均，同時，白露節氣多乾燥，病毒猖狂，如果人們的身子底弱，就會特別容易受到感染，罹患上咳嗽、喉嚨痛、嗓子啞等……毛病。

支氣管哮喘

白露過後，燥氣漸盛，燥易傷肺，所以鼻腔疾病、哮喘病、支氣管病等等呼吸道疾病的發生率便大大提高，出現反覆發作性的喘息、氣急、胸悶，這些身體上的不適症狀，常常會在夜間與清晨發作，或者是病況加劇，大多數輕度患者可自行緩解，部分則須經由治療才得以紓緩。

🧅 飲食原則

在這個乾燥的季節裡，水分的補充為首要重點，為了保持肺臟與呼吸道的正常濕潤度，務必要每日喝足 1800 ～ 2000cc 的水，只要能將人體的濕潤度維持好，擁有健康非難事，秋季常見的乾燥疾病便自然而然遠離了。

潤肺食材多多益善

秋季的食療，離不開肺的照顧，記得多吃一點梨子、芭樂等涼性水果，並且增加銀耳、芝麻、蜂蜜、枇杷、百合、烏梅……等等柔潤食物的攝入，飲食上多多注意，便可以益胃、養肺、生津、止咳。

輔以養肺藥材

營養專家建議，除了三餐選擇當季潤肺食材來滋補，體質欠佳者，亦可在餐外多補充一些宣肺化痰、滋陰益氣的藥材。

有哪些藥材具上述作用呢？例如：人參、沙參、西洋參、百合、杏仁、川貝……等，定時熬成湯藥來喝，或是替飲水加味，對緩解秋燥多有良效。

🧅 生活起居

白露時節，溫度下降速度加快，然而，仗著殘留的熱度，無視天氣的變化，很多民眾依然維持夏季的穿著打扮，追求時尚的年輕男女，經常是短裙飄飄，甚至穿著透膚裝、無袖衣、露肚服走在街上，不當季的蔬果會傷身，不合時宜的衣著，其實也會對身體造成不小的傷害，即便尚未得病，體質也正受到摧殘。

日常生活的養生，除了食材要謹慎挑選，衣、住、行都不容隨意。注意服裝的保暖度，及時添加衣物，是非常重要的。

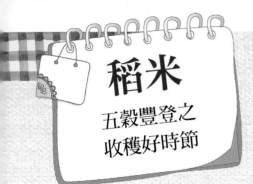

稻米
五穀豐登之
收穫好時節

稻米什麼節氣吃最好？

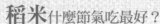

尚好 白露｜秋分

稻米色白入肺，生津養胃，最適合白露、秋分食用。

寶島產地：台中、彰化、雲林、台南、花東。
寶島產季：4～12月。
挑選祕訣：挑選印有認證標章者。
四氣五味：性平，味甘苦，無毒。

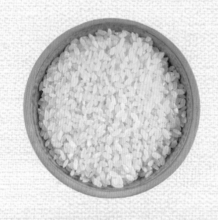

稻米中各種營養素的含量雖不高，但因其食用量大，因此也具有很高的營養功效，是補充營養素的基礎食物，被譽為「五穀之首」。

病後體虛、年老體弱者食用，可以調養身體。

古人宣導「晨起食粥」以生津液，對肺陰虧虛所致的咳嗽、口渴、煩熱和便祕者食粥有益。

米湯含有大量的煙酸、維生素B1、維生素B2和磷、鐵等無機鹽，有益氣、養陰、潤燥的功能，能預防腳氣病、消除口腔炎症，米湯還含有一定量的碳水化合物和脂肪等營養素，有益嬰幼兒的發育和健康，同時能刺激胃液分泌，助消化，促進脂肪吸收。

稻米＋綠豆	稻米＋茄子	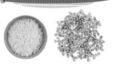 稻米＋薏仁	稻米＋紅豆
作為搭配，具有增進食慾，降低血脂和膽固醇的功效。	常吃米飯配茄子，對於黃疸型肝炎的患者有所幫助。	兩者並不建議搭配，會降低薏仁對於人體的療效。	紅豆與米一起吃，容易會讓嘴巴裡面生成難受的口瘡。

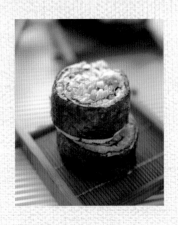

紫菜壽司

材料

紫菜	6 張	黃瓜條	6 條
白米	100g	雞蛋	1 顆
火腿	6 條	醋	適量
醃蘿蔔條	6 條	鹽巴	適量

作法

1. 米洗淨，加水，用電飯煲煮成熟飯。

2. 燒熱油3湯匙，倒入蛋液，煎成蛋皮，平均切成6條。

3. 紫菜鋪平在壽司席，放上拌入調味料的米飯，用勺抹平，放上黃瓜、醃蘿蔔、火腿、蛋條。

4. 將紫菜包捲起來，再用壽司席捲好，切成好入口的大小，可立即食用或隔夜帶便當、野餐。

營養師 point

壽司可以清火、潤肺，既易做又好攜帶，適合肺熱咳嗽者和秋季潤燥用。

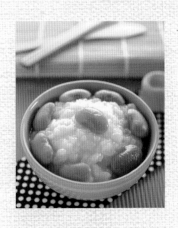

皇帝豆粥

材料

白米	100g	皇帝豆	50g
小米	50g	冰糖	15g

作法

1. 白米、小米、皇帝豆分別洗淨，將皇帝豆泡上3小時，米、小米則泡半小時，即可撈起。

2. 鍋中加入約2000cc冷水，放入皇帝豆。

3. 此步驟中，我們再放入米和小米，先用大火煮沸之後，再改用小火來熬煮，計算約莫45分鐘。

4. 待米爛豆熟，下冰糖拌勻，稍燜片刻，即可食用。

營養師 point

益腎補元陽的皇帝豆粥，多食可以鞏固活力，一般體質的人均可以食用。

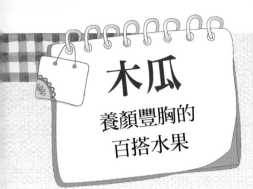

木瓜
養顏豐胸的百搭水果

木瓜什麼節氣吃最好？

尚好 白露｜秋分

木瓜平肝養血，適合白露和秋分時節食用。

寶島產地：雲林、高雄、屏東。
寶島產季：8～11 月。
挑選祕訣：表皮光滑，無斑痕或疤痕。
四氣五味：性平，味甘，無毒。

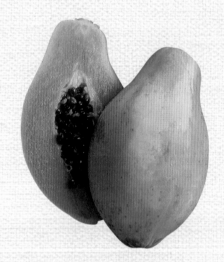

　　木瓜不寒不燥，養血平肝；具有美容、豐胸等功效，其含有豐富的木瓜酶和凝乳酶能刺激卵巢分泌雌激素，使乳腺暢通，促進乳腺發育而豐胸；還可以刺激乳腺分泌乳汁，增加母親授乳的分量而催乳。

　　木瓜中含量豐富的胡蘿蔔素、維生素 C 和蛋白質，可以促進人體新陳代謝，讓皮膚變得光潔柔嫩，減少皺紋，讓面色更加地紅潤。

　　它裡面含有獨特的番木瓜城，具有抗腫瘤功效，對淋巴性白血病細胞，具有強烈的抗癌活性。

　　但是現代醫學指出，木瓜中的番木瓜城，對人體有小毒，每次食量不宜過多。

木瓜＋牛奶	木瓜＋玉米	木瓜＋南瓜	木瓜＋蝦子
木瓜加上牛奶，不僅消除疲勞，亦有潤膚養顏之功效。	玉米搭配木瓜共食，有效地預防慢性腎炎和冠心病。	專家建議雙瓜不要一起吃，否則將會降低營養價值。	蝦子勿與木瓜同時吃，將腹疼、頭暈或者食物中毒。

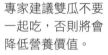

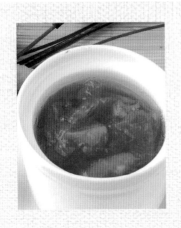

木瓜燉銀耳

.... 材料 ....

白木耳......................100g   木瓜..........................1 顆
杏仁..........................5g   白糖..........................2g

.... 作法 ....

1 將木瓜洗乾淨之後，去皮，切塊；白木耳則洗乾淨、泡發；杏仁一樣先洗淨，並且泡發。

2 燉盅中放水，將木瓜、白木耳、杏仁一起放入燉盅。

3 先以大火煮沸，轉入小火燉煮上至少 1～2 小時。

4 最後於盅中再放進白糖調味，拌勻，即可服用。

營養師 *point*

木瓜燉銀耳不僅可以強精補腎，還可以潤肺止咳，生津降火，潤腸。

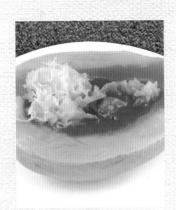

木瓜冰糖燉燕窩

.... 材料 ....

木瓜..........................2 顆   冰糖..........................適量
燕窩..........................100g

.... 作法 ....

1 將木瓜去皮、去籽，洗淨備用；燕窩用水泡開備用。

2 鍋中水燒開，將洗淨的木瓜、燕窩一起入鍋。

3 先用大火燒開以後，再將火調轉為小火，接下來以隔水蒸煮的方式，煮大約 30 分鐘。

4 開始計算時間，大約在 30 分鐘後起鍋，並且調入冰糖（或冰糖水也可以），盛起即可。

營養師 *point*

助人體促進新陳代謝，排便、減輕體重，適合女性多多攝取，豐胸又美顏。

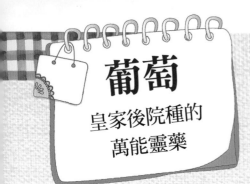

葡萄
皇家後院種的萬能靈藥

葡萄什麼節氣吃最好？

尚好 ▸ 白露 ｜ 秋分

葡萄滋陰補血，適合白露和秋分時節食用。

寶島產地：苗栗、台中、南投、彰化。
寶島產季：全年生產之果。
挑選祕訣：均勻飽滿，大小一致性高。
四氣五味：性平，味甘酸，無毒。

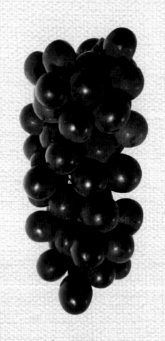

葡萄體型雖小，可是卻蘊含了豐富的果糖和葡萄糖，這兩種成分會在人體內瞬間形成能量源，能夠快速緩解工作後的疲勞感，輕鬆恢復身體元氣。

葡萄中含有鈣、鉀等多種礦物質，尤其是高濃度的複合型鐵元素，適合需要恢復體力的病後、產後和發育中的兒童以及貧血患者食用。

葡萄中含有較多的酒石酸，適當地多吃葡萄能夠健脾和胃，是消化能力較弱者的理想果品，對神經衰弱和過度疲勞者也有幫助。葡萄中的白黎蘆醇，可以阻止健康的細胞癌變，並能抑制癌細胞擴散。另外，葡萄的紅色素有預防心血管疾病的作用。

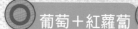

葡萄＋紅蘿蔔

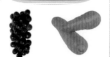

兩兩相加對視力大有幫助，既可養肝又能夠明目。

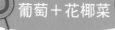

葡萄＋花椰菜

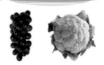

吃花椰菜的時候，如果能搭上一些葡萄，解毒又抗癌。

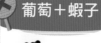

葡萄＋蝦子

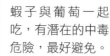

蝦子與葡萄一起吃，有潛在的中毒危險，最好避免。

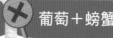

葡萄＋螃蟹

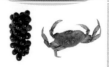

兩者同食，容易造成腹痛，因此必須嚴格禁止搭配。

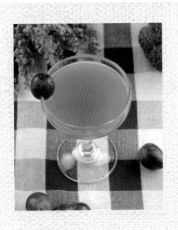

時令 Recipe 　葡萄花椰菜梨汁

•••••••••••••••••••••••• 材料 ••••••••••••••••••••••••

葡萄	150g	檸檬汁	適量
花椰菜	50g	冰塊	適量
西洋梨	1/2 顆		

•••••••••••••••••• 作法 ••••••••••••••••••

1 首先，我們耐心地將葡萄一顆一顆清洗乾淨，預防表皮農藥殘留，接著將其去皮、去籽。

2 花椰菜洗淨，切小塊；梨子洗淨，去果核，切小塊。

3 將葡萄、花椰菜、梨子等食材，順序交錯地放入榨汁機內，按下開關，把他們一同榨成汁。

4 在果汁機中，加入少許檸檬汁和冰塊，攪勻即可。

營養師 *point*

對人體有助益的葡萄花椰菜梨汁，可改善便祕，緩解胃腸病，排毒抗癌。

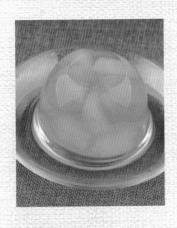

時令 Recipe 　葡萄果凍

•••••••••••••••••••••••• 材料 ••••••••••••••••••••••••

吉利丁粉	40 克	葡萄	適量
水	200cc	白糖	適量

•••••••••••••••••• 作法 ••••••••••••••••••

1 將葡萄榨出大約 500cc 的汁之後，隔水加熱備用。

2 吉利丁粉加水，同樣地隔水加熱，使其溶解。

3 將溶解後的吉利丁，與白糖一同加入熱葡萄汁中。

4 液體晾涼後放入模型內，冷藏，成型即可。

營養師 *point*

葡萄果凍中，葡萄含有一種抗癌微量元素（白藜蘆醇），可以防止健康細胞癌變，阻止癌細胞擴散。

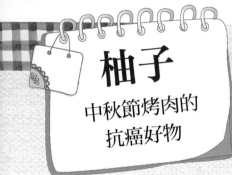

柚子
中秋節烤肉的抗癌好物

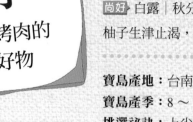

柚子什麼節氣吃最好？

尚好▶ 白露｜秋分｜寒露

柚子生津止渴，適合白露、秋分和寒露時節。

寶島產地：台南、雲林、花蓮。
寶島產季：8 ～ 10 月。
挑選祕訣：上尖下寬，體型短者佳。
四氣五味：性涼，味甘酸，無毒。

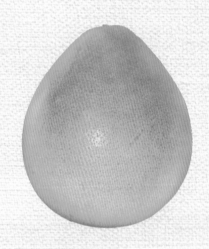

　　柚子清香、酸甜、涼潤，營養豐富，藥用價值很高。柚子具有增強體質的功效，它能幫助身體吸收更多的鈣和鐵質，柚子所含的天然葉酸，可以預防貧血症的發生，並促進胎兒發育，常食用柚子能促進傷口癒合，緩解輕微感冒症狀，柚子還能健胃、止嘔、潤肺、補血，因此柚子是準媽媽的美食佳果。

　　柚子富含微量元素鉀，當體內缺鉀時，會造成全身無力、疲乏、厭食，因而柚子有抗疲勞作用。

　　柚子的果肉中維生素 C、維生素 P 以及類胰島素等含量豐富，具有降低血液中膽固醇的含量、降血糖、降血脂、減肥、養顏等功效。

柚子＋蜂蜜
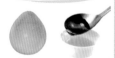

添加蜂蜜，一同榨汁，美容養顏，增強人體免疫力。

柚子＋梨子
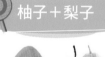

與梨子共食，滋潤肌膚，潤肺解酒，降膽固醇含量。

柚子＋白蘿蔔
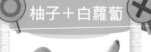

與白蘿蔔一起食用，可以治療咳嗽痰多等等症狀。

✕ 柚子＋黃瓜
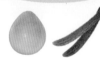

與黃瓜同食，將會影響柚子中維生素C 的吸收率。

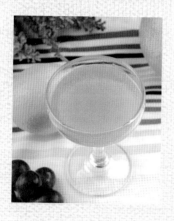

檸檬香柚汁

材料

檸檬	30g	葡萄柚	50g
西芹	80g	冰塊	少許
柚子	50g		

作法

1 將柚子、葡萄柚清洗乾淨,接下來切成小塊。

2 把檸檬用水沖洗乾淨,用刀切成小塊狀。

3 西芹在水龍頭底下洗淨,並且切成小段狀。

4 所有材料一起倒入果汁機內,攪打 2 分鐘即可。

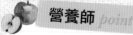

營養師 *point*

這一道果菜汁,天天喝,消除疲勞、緩解便祕、排毒養顏,最適合女性。

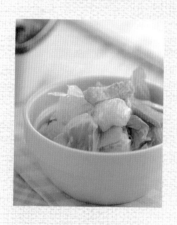

柚香烤雞肉沙拉

材料

雞肉塊	1 塊	沙拉醬	4 大匙
生菜	適量	橄欖油	4 大匙
柚子	適量		

作法

1 將雞肉切成條狀,先炒熟,然後置於碗中備用。

2 將沙拉醬與橄欖油混合,製成調味汁。

3 盤裡擺好洗淨撕碎的生菜,以及切塊的柚子。

4 最後,淋上調味汁,即可食用。

營養師 *point*

具有健胃、潤肺、補血、清腸、利便……等功效,可降低血液的黏滯度,並減少血栓的形成。

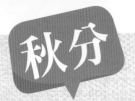

9 月 22 日～ 9 月 24 日 步入深秋

有句俗諺說：「秋分瞑日對分。」秋分剛好是秋季的中間點，如春分般，晝夜時間長短再次相等，是反映季節變化的重要節令。過了秋分這一天，白天就會越變越短，夜晚則會慢慢加長，天氣也跟著慢慢轉涼。

秋分時節有一個重大的節日，就是「中秋節」；中秋節屬於中國三大傳統節日之一，只要是無雨的好天氣，滿月便會高掛空中，象徵團圓，家家戶戶會在這天歡聚烤肉、吃月餅、賞月亮，在外闖蕩的游子也會歸來。

常見疾病

秋分時節，月餅是此刻的明星商品，經過一個中秋節，家裡經常囤積了不少月餅，無論是好吃甜食，亦或是擔心過期，有的人天天把月餅當點心吃，毫無養生觀念的人，甚至用月餅來取代正餐。

三高症

醫學專家提醒，月餅是一種高糖、高脂、高熱量的食品，每日千萬不可貪吃過量，否則不僅僅是造成胃滿、腹脹、正餐吃不下等困擾，還會繼而引起消化不良、食慾減退、血糖升高……等不適症狀。

本身若為糖尿病、高血脂、高膽固醇、心腦血管疾病的患者，在吃下了這麼多月餅之後，更是不利於健康，加快疾病的發生。

除了吃月餅務必節制以外，三高症的患者在挑選月餅時，盡量避開肉餡的月餅，或者是包藏蛋黃餡的月餅，它們所帶來的負擔又比其他月餅更大；品嚐月餅時，最好搭配綠茶、花茶，解除油膩感。

月餅含有豐富脂肪，一旦存放過久，容易發生變質，油脂氧化酸敗，就會對人體造成不健康的影響。儲存怕高溫又怕潮濕的月餅時，最好連同包裝盒一起放入冰箱，食用前大約 1 小時再取出退冰。

🧅 飲食原則

秋分前後，是大閘蟹上市的旺季，螃蟹開始黃肥肉滿，菜單上有螃蟹的粥品店，或者是海鮮餐廳，通通人滿為患、水洩不通；有些民眾也會上海鮮市場購買最新鮮的活蟹，自行回家料理，甚至是上網團購螃蟹食品，一飽口福。

品蟹季節注意衛生

螃蟹雖鮮美，烹調的過程相當重要，飲食的忌宜也必須多加留意，首先要蒸熟煮透，食用時除去腮、胃、心、腸……等臟器。

此外，性寒的螃蟹，身體虛寒者要特別注意不宜多食，更千萬不能與梨子、柿子等等寒性水果一起吃，否則恐怕會引起急性腸胃炎、急性胰腺炎之類的疾病，嚴重者甚至要住院吊點滴，得不償失。

享用美味的海鮮之餘，健康也務必要兼顧，時時刻刻謹記專家們的建議，不貪食，不僥倖，才能讓美食之路更加漫長且無虞。

🧅 生活起居

秋季日照減少、氣溫漸降、花木凋零，有些人會因為環境而產生憂鬱的傷感情緒，故有「秋風秋雨愁煞人」之言。

在精神調養的方面，最主要的是培養樂觀的情緒，保持神志的安寧，避開肅殺之氣，收斂神氣，適應秋天平容之氣。

體質調養可選擇我國古代民間九九重陽（陰曆重陽節）登高觀景之習俗，登高遠眺，可使人心曠神怡，所有的憂鬱、惆悵等不良情緒頓然消散，這是養生中的養收之一法，也是調節精神的一方良劑。

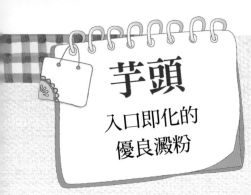

芋頭
入口即化的優良澱粉

芋頭什麼節氣吃最好？

秋分

做為零負擔的好澱粉來源，芋頭適合秋分吃。

寶島產地：苗栗、台中、高雄、屏東。
寶島產季：9～4月。
挑選祕訣：中間略胖的橢圓狀者佳。
四氣五味：性平，味甘辛，有小毒。

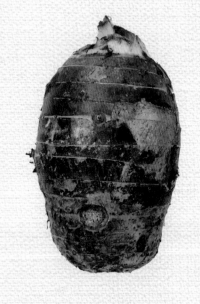

芋頭中的黏液蛋白和多種微量元素，被人體吸收後能夠產生免疫球蛋白，進而提高機體的抵抗力，對於防治腫瘤和淋巴結核皆具有良效。

芋頭口感細軟，綿甜香糯，能夠增進食慾，幫助消化，並且可作為防治癌瘤的常用藥膳主食。

芋頭為鹼性食品，能中和體內積存的酸性物質，調整人體的酸城平衡，產生美容養顏、烏黑頭髮的作用，其中氟的含量高，能潔齒防齲、保護牙齒。

芋頭化痰散結，益氣補腎，寬腸解毒，主治腫塊、痰核、瘰鬁、便祕等。

但一次不宜吃過多，吃過量易引起消化不良。

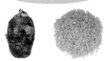 芋頭＋糙米	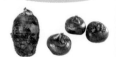 芋頭＋荸薺	芋頭＋醋	芋頭＋鯉魚
主食可選擇糙米加芋頭，補虛養顏、散淤又解毒。	搭配上荸薺一起食用的芋頭，可以化痰、可以散結。	醋會影響芋頭中的澱粉分解，引起消化不良的現象。	這兩種食材不建議一起食用，恐怕會引起人體中毒。

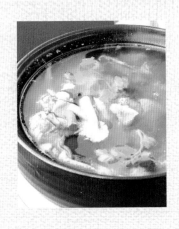

芋頭老鴨湯

・・・・・・・・・・・ 材料 ・・・・・・・・・・・

老鴨.....................1/2 隻　　陳皮........................適量
芋頭.........................500g　　鹽巴........................適量

・・・・・・・・・・・ 作法 ・・・・・・・・・・・

1 洗淨宰好的老鴨，切塊，汆燙過後撈起來。

2 芋頭洗淨，削皮，陳皮用清水泡軟，刮去白瓤。

3 煮沸瓦煲裡的清水，放入所有材料，開大火煮沸。

4 最後，轉成小火之後，煲煮上一個半小時的時間，
　起鍋前記得再下鹽巴調味，即可食用。

營養師 *point*

滋陰潤燥、養胃益氣，可
增強人體抗病能力，適合
腫瘤病患多多食用。

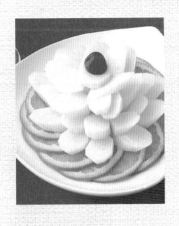

橙香芋頭片

・・・・・・・・・・・ 材料 ・・・・・・・・・・・

芋頭.........................2 個　　小番茄........................1 顆
柳丁.........................2 顆　　白糖........................適量

・・・・・・・・・・・ 作法 ・・・・・・・・・・・

1 柳丁、芋頭均切成片；小番茄切對半。

2 將芋頭投入鍋中，燙至熟透，撈出過涼，瀝水待用。

3 把柳丁片、芋頭、小番茄，依序擺入盤中。

4 最後一個步驟，撒上適量白糖，即完成。

營養師 *point*

橙香芋頭片作為三餐的配
菜，可以增進食慾、促進
消化，一般人均可吃。

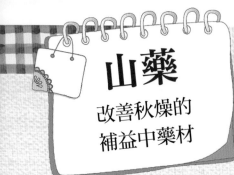

山藥
改善秋燥的補益中藥材

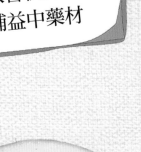

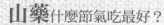

山藥什麼節氣吃最好？

白露 | 尚好▶秋分 | 寒露

山藥生津潤肺，適合白露、秋分和寒露時節。

寶島產地：南投、彰化、嘉義、恆春。
寶島產季：10 ～ 12 月。
挑選祕訣：重量重，鬚根少，無腐爛。
四氣五味：性溫平，味甘，無毒。

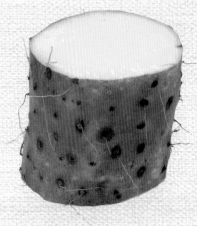

　　山藥原名薯蕷，北宋時更名山藥。《神農本草經》中將其列為補虛上品，有「小人參」的美譽。

　　秋天燥氣當令，易導致皮膚乾燥、口鼻咽乾、大便燥結等，山藥是藥食兼用的佳蔬，可以大補陰精、潤澤皮毛和滋養美顏，適合男女老幼秋季食用。

　　山藥中的薯蕷皂武、多種氨基酸和礦物質，可以防治脂質代謝異常，防止脂肪沉積心血管，保持血管彈性，延緩動脈硬化，久用可延年益壽。

　　另外，山藥有消渴生津的作用，能維護胰島正常功能，對防治糖尿病有效。山藥含有澱粉酶和尿囊素，有助於胃黏膜的修復，可治療胃潰瘍。

山藥＋百合	山藥＋蓮子	✖ 山藥＋鯽魚	✖ 山藥＋豬肝
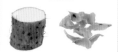			
潤肺生津、清心安神的山藥與百合，可以搭配食用。	熬煮山藥時加入蓮子，能寧心安神，且健脾止瀉。	鯽魚這一種食材，會影響人體對山藥中營養素的吸收。	山藥富含的維生素C，會被氧化而破壞，降低營養。

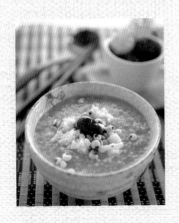

山藥小米粥

材料

小米	100g	紅棗	10 枚
山藥	50g	白糖	適量
薏仁	20g		

作法

1 將小米、薏仁洗淨，先用清水浸泡一陣子。

2 山藥研磨成泥狀；紅棗則是洗乾淨、去除核。

3 將小米、薏仁、紅棗、山藥一同放入砂鍋中。

4 加適量水煮成粥，並且根據個人喜好加進適量白糖。

營養師 *point*

山藥小米粥健脾益胃的效果更加倍，潤肺生津，適合體弱和病後康復食用。

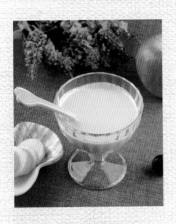

山藥蘋果優酪乳

材料

山藥	200g	蘋果	120g
優酪乳	150g	冰糖	適量

作法

1 將山藥洗淨，去皮，切塊。

2 蘋果洗淨，去核，切塊。

3 將山藥、蘋果、優酪乳放入果汁機攪拌。

4 取汁，放入冰糖，攪拌均勻，即可飲用。

營養師 *point*

減肥、消脂、潤肺、抗衰老……此飲品的好處多不勝數，一般體質均適合。

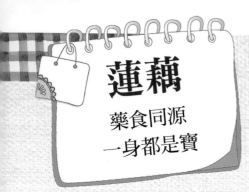

蓮藕
藥食同源 一身都是寶

蓮藕什麼節氣吃最好？

處暑｜白露｜ 尚好 秋分
蓮藕生清熟補，最適合處暑、白露、秋分吃。

寶島產地： 台南白河區。
寶島產季： 8 ～ 12 月。
挑選祕訣： 略帶汙泥，黃褐色，藕孔大。
四氣五味： 性涼，味甘，無毒。

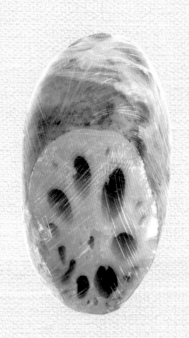

　　生藕甘涼益胃，可消淤涼血、清煩熱、止嘔渴，婦女產後忌食生冷，惟獨不忌藕，因為藕有很好的消淤作用。蓮藕含鐵量較高，常吃可預防缺鐵性貧血。所含丹寧酸有收縮血管和止血的作用，對淤血、吐血、尿血、便血者及產婦極為適合；止血而不留瘀，是熱病血症的食療佳品。蓮藕中含有黏液蛋白和膳食纖維，能減少脂類的吸收，增進食慾，促進消化，適合胃納量不佳，食慾不振者食用。

　　另外，熟藕甘溫，滋陰養胃、健脾益氣，是老幼體虛者理想的保健佳品。老年人常吃藕，可以調中開胃，益血補髓，安神健腦，具有延年益壽的功效。因此民間有「新采嫩藕勝太醫」的讚譽。

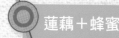 蓮藕＋蜂蜜	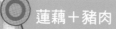 蓮藕＋豬肉	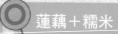 蓮藕＋糯米	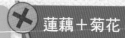 蓮藕＋菊花
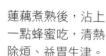			
蓮藕煮熟後，沾上一點蜂蜜吃，清熱除煩、益胃生津。	豬肉可與蓮藕共食，可滋陰、潤燥、健脾、養胃。	糯米搭配著蓮藕食用，具補中益氣、滋陰養血之功效。	蓮藕與含有菊花成分之物避免共食，容易腸胃不適。

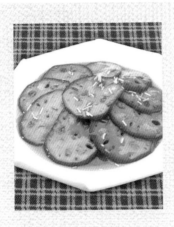

時令
Recipe

桂花糯米藕

材料

蓮藕	200g	紅棗	30g
糯米	120g	紅糖	適量

作法

1 糯米洗淨,浸泡約 2 小時;蓮藕洗淨,去皮。

2 從蓮藕的其中一頭切開以後,將適量的糯米灌入藕空,蓋上蓮藕蓋子,接著利用牙籤來封口。

3 蓮藕、紅棗、紅糖放入鍋中,加適量水,燉約 2 小時。

4 取出以後,把料理晾涼退熱,切成片,即可食用。

營養師 *point*

桂花糯米藕能夠健脾益胃、養血補益,特別適合體質虛弱者多多食用。

時令
Recipe

雙棗蓮藕燉排骨

材料

蓮藕	600g	黑棗	10 顆
排骨	250g	鹽巴	適量
紅棗	10 顆		

作法

1 排骨洗乾淨,在沸水中汆燙一下,去除血水。

2 將蓮藕沖洗一下,削皮,再切成塊;紅棗、黑棗洗乾淨,去掉核備用;接著將所有材料放入煮鍋中。

3 加適量清水,直至蓋過所有的材料。

4 煮沸之後,轉成小火,燉煮大約 40 分鐘,等到即將要起鍋之前,再加入適量的鹽巴進行調味即可。

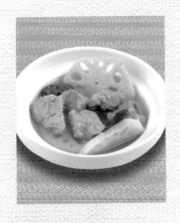

營養師 *point*

健脾生肌、開胃消食,滋陰養血,適合咳嗽、煩躁口渴、脾虛腹瀉、食慾不振、貧血和產婦食用。

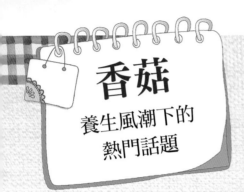

香菇
養生風潮下的熱門話題

香菇什麼節氣吃最好？

尚好 秋分 | 寒露 | 霜降

香菇益胃助食,適合秋分、寒露和霜降食用。

寶島產地:台中、南投。
寶島產季:3 ～ 10 月。
挑選祕訣:嫩度佳,保濕度高。
四氣五味:性平,味甘,無毒。

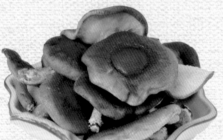

香菇香氣沁人,素有「蘑菇皇后」的美譽,可調節 T 細胞活性而增強人體免疫功能,抑制腫瘤。

香菇含有雙鏈核糖核酸,能誘導產生干擾素,具有抗病毒能力,常吃香菇可預防感冒和肝炎等病毒性感染的疾病。香菇中富含氨基酸、膽鹼、氧化酶以及某些核酸物質,是人體補充氨基酸的首選食品,有降血壓、降膽固醇、降血脂的作用,對糖尿病、肺結核、傳染性肝炎、神經炎等疾病有益。

香菇中的維生素 D 原豐富,是補充維生素 D 的重要食品,經常食用可預防小兒因缺鈣引起的佝僂病、孕婦及產婦的骨質軟化症等。

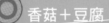 香菇＋木瓜	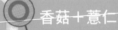 香菇＋豆腐	香菇＋薏仁	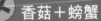 ✕ 香菇＋螃蟹
木瓜含有蛋白酶和脂肪酶,與香菇同餐,可降壓減脂。	兩者皆為家常常用食材,共食健脾養胃、增加食慾。	薏仁和香菇一起共食,營養豐富,化痰理氣,可抗癌。	同食,會使維生素 D 含量過高,造成鈣質增加、結石。

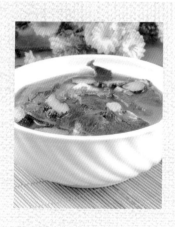

時令 Recipe

香菇瘦肉粥

材料

白米	100g	鹽巴	適量
瘦肉	50g	生薑	適量
香菇	50g	香油	適量

作法

1 將香菇去蒂洗淨，切條；生薑、瘦肉洗淨，切絲。

2 白米淘洗乾淨，將白米放入砂鍋，加水煮沸。

3 煮沸之後，放入香菇、瘦肉、薑絲，煮至熟。

4 出鍋以前，撒入少許鹽巴、香油即可起鍋。

營養師 point

香菇瘦肉粥為人氣頗高的粥品，健脾益胃，補虛扶正，適合病後康復者。

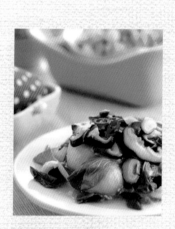

時令 Recipe

香菇青江菜

材料

青江菜	100g	鹽巴	適量
香菇	50g	青蔥	適量

作法

1 將青江菜去根，並且一葉一葉地沖洗乾淨；香菇同樣洗淨之後，泡開切小瓣；蔥切成蔥花。

2 在鍋中放油，油熱以後，放入蔥花爆香，接著倒入青江菜翻炒，炒至約七分熟，加點鹽，裝盤。

3 再一次於鍋中放油，油熱之後，放入香菇，翻炒至香菇熟透之後，再以適量鹽巴來調味。

4 將香菇盛放在裝有青江菜的盤內，一同享用。

營養師 point

香菇青江菜美味可口，不僅健脾和胃，亦能益氣補虛；一般體質均可食。

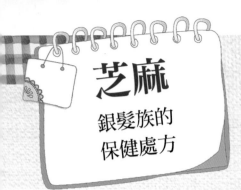

芝麻

銀髮族的保健處方

芝麻什麼節氣吃最好？

尚好 秋分｜寒露｜霜降

芝麻祛風潤燥，適合秋分、寒露和霜降時節。

寶島產地：台南。

寶島產季：6、7、9、10 月。

挑選祕訣：放在手上搓揉勿留下染色。

四氣五味：性平，味甘，無毒。

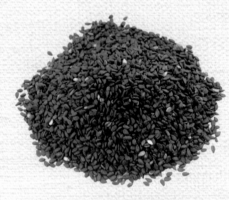

《本草綱目》記載：「黑芝麻，九蒸九曬，同去皮茯苓，棗肉丸服，日久白髮令黑，氣力不衰，百病自去，此乃長生要訣。」特別適合中老年朋友食用。

麻油性味甘涼，能潤燥、通便、解毒、生肌，對腸燥便祕，食積腹痛，潰瘍等有效。

芝麻有黑白兩種，食用以白芝麻為好，補益藥用則以黑芝麻為佳。

芝麻是愛美女子的養顏佳品，具有養血通便的功效，可以滑腸治療便祕，改善皮膚乾枯、粗糙、令皮膚細膩光滑、紅潤光澤；芝麻中含有豐富的維生素 E，能防止過氧化脂質對皮膚的危害，使皮膚白皙潤澤，並能防止皮膚炎症發生。

芝麻＋香蕉	芝麻＋海帶	✗ 芝麻＋巧克力	✗ 芝麻＋雞肉
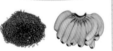			
芝麻與香蕉做搭配，可以安心養神、補益心脾。	需要淨化血液，降低膽固醇，可以經常共食此兩者。	把巧克力與芝麻加在一塊，容易影響消化、阻礙吸收。	芝麻與雞肉千萬不要一起吃，有引發中毒的疑慮。

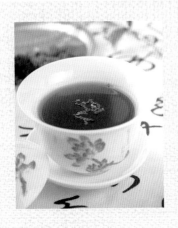

芝麻茶

······ 材料 ······

芝麻.....................200g　　茶葉.........................3g

······ 作法 ······

1 量取適量的芝麻，放入炒鍋之中，均勻地鋪開來。

2 這時候開小火，以小火慢慢地焙成淡黃的顏色。

3 放涼之後，將芝麻倒入密封的玻璃容器中保存起來。

4 食用時，取 2g 芝麻、3g 茶葉放入壺中，煮開即可。

營養師 *point*

芝麻能為肌膚補充健康油分，鎖住水分，並讓其柔軟潤澤，改善粗糙。

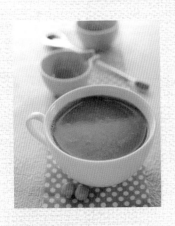

芝麻蜂蜜豆漿

······ 材料 ······

豆漿.........................100g　　杏仁...........................15g

黑芝麻.........................25g　　蜂蜜.........................適量

······ 作法 ······

1 準備好黑芝麻、杏仁，用清水掏洗乾淨，備用。

2 將杏仁與芝麻裝入豆漿機內，按規定加入豆漿。

3 啟動豆漿機，開始煮芝麻豆漿，大約需要 10 幾分鐘。

4 豆漿煮熟，依個人喜好的口味調入蜂蜜，即可飲用。

營養師 *point*

養血潤燥、潤腸通便的芝麻蜂蜜豆漿，最適合罹患肺熱咳嗽者來飲用。

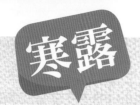

10月7日~10月9日 寒意沁心

寒露，是秋天以來第一個用「寒」字來命名的節氣，代表已屆深秋，天氣逐漸會帶有些許寒意。寒露之名的由來，指的是天寒地凍使空氣凝結成露珠，早晚接觸到的露水，感覺頗具寒意。

一到寒露時節，在秋季蕭瑟肅殺的氣氛之下，百花紛紛凋零，所以農家有「寒露百草枯」之說。白露時節出現露水，到了寒露則露水增多，氣溫更低。在寒露時節有一個「登高」習俗，除了補充日益減少的光照，避免情緒低落的徵狀，也為了欣賞深秋獨有的天然景緻。

常見疾病

皮膚乾燥

寒露時節起，雨水漸少、天氣乾燥，在此一節氣裡，人體的汗液蒸發速度快，肌膚缺水，便常常出現皮膚乾燥、皺紋增多、毛髮脫落……等一系列的秋燥症狀，除了帶來身體上緊繃的不適感。

皮膚失去彈性不再水嫩嫩，通常看起來會黯淡、發紅，或者是呈現出膚色不均的片狀。最難以忍受的情況是發癢，彷彿有一大群蟲在皮膚表面騷動般的狂癢，亦會對女孩兒們的外貌造成扣分。

許多導致皮膚乾燥的原因是外在的，大多數治療乾燥皮膚的方法也是外在的，只要小心地護理乾燥的皮膚，通常能解決肌膚緊繃的問題。

十二指腸潰瘍

方才經過中秋連假，緊接著國慶連假馬上出現，為了慰勞自己平日的辛勞，或者是朋友間頻繁聚餐，許多人忘了要控制飲食，吃下過量油膩膩的食物。

像這樣子的暴飲暴食，對十二指腸就是一個非常大的考驗，容易導致十二指腸功能的紊亂，進而誘發十二指腸潰瘍的發生。

🍎 飲食原則

暮秋時節的飲食養生，應該平衡飲食五味，以滋陰潤肺為宜。專家建議，最好根據個人的體質情況，適當地多食味甘、清淡的滋潤食品，既可養肺，又可補胃潤腸，並且防治口乾舌燥的現象。

早喝鹽水，晚喝蜂蜜水

鹽分可以幫助整腸排毒，蜂蜜則是潤肺養肺的代表性食材，在乾燥的秋季，水分的維持很重要，如果在不同時段能搭配不同的添加物，替身體補充水分的同時，也達成了養生之目的，進一步還可以抗衰老。

溫性的肉類主食

寒露節氣中，每餐的蛋白質選擇，避免攝取太過躁熱的肉品，例如：羊肉、牛肉，溫性的雞肉、豬肉，則適合此節氣進食。

另外，秋季雖然盛產螃蟹類，但螃蟹屬於涼性，可適量的品嚐，但是不可以無限度地多吃，建議在吃螃蟹的時候，最好把薑磨成泥，搭配著吃，或者是在蒸煮時加入幾塊薑片，這些都是中和蟹的涼性之好方法。

🍎 生活起居

秋冬季交替時節，夜晚寒氣襲人，末端四肢一旦受寒，疾病也跟著來。「寒露腳不露」這句諺語提醒大家，白露節氣剛過，應該特別注重足部保暖。

建議睡前可以用澡盆裝滿熱水，只要泡泡腳 10 ～ 15 分鐘，腳泡暖了，全身跟著暖和，這時候再鑽入被窩，並將棉被妥善地蓋好全身與雙腳，棉被包裹住熱氣，便可以維持一整夜的溫暖，不怕腳底會受凍。

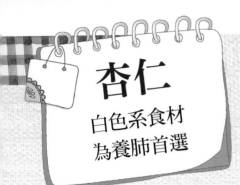

杏仁
白色系食材為養肺首選

杏仁什麼節氣吃最好？

尚好 寒露｜霜降

寒露、霜降時節的天氣特色為乾燥且多風，甜杏仁可以甘潤驅風，頗適合一般人群食用。

寶島產地：台灣所見多為進口。
寶島產季：8-10 月。
挑選祕訣：形狀完整、色澤均勻。
四氣五味：性微溫，味苦，有小毒。

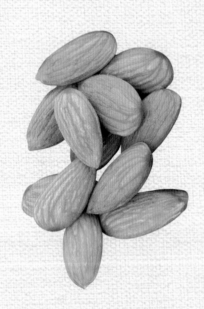

　　杏仁有甜杏仁和苦杏仁之分，甜杏仁也叫南杏仁，性味甘平，功能潤肺止咳，可以直接食用。

　　甜杏仁能促進皮膚微循環，抑制酪氨酸酶，消除色素沉著、雀斑、黑斑等，使皮膚紅潤光澤，是潤膚美容佳品。杏仁精油能調理面皰，滋潤及軟化膚質，適合乾性、皺紋、粉刺及敏感性肌膚。

　　苦杏仁有毒性，被用來入藥，杏仁中含有的苦杏仁　不僅能止咳平喘，還具有抗腫瘤作用，因此可以改善癌症病人的症狀，延長病人生存期。同時，由於含有豐富的胡蘿蔔素，因此可以抗氧化，防止自由基侵襲細胞，具有預防腫瘤的作用。

◎ 杏仁＋牛奶	✗ 杏仁＋小米	✗ 杏仁＋栗子	✗ 杏仁＋黃芪
		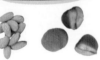	
杏仁與牛奶都是女性的愛用食材，可有效地美容養顏。	此兩者相加，雖無危險，但是會降低營養成分吸收。	栗子和杏仁共同食用，容易傷胃，或造成胃部疼痛。	上述的藥材皆不適合碰到杏仁，否則會增加藥毒性。

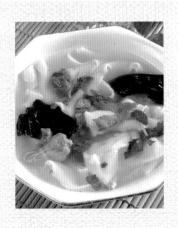

潤肺烏龍麵

•••••••••• 材料 ••••••••••

西洋參	10g	烏龍麵	50g
山藥	10g	生薑	2 片
杏仁	10g	鹽巴	適量
枸杞	10g	其他食材	適量
昆布	20g		

•••••••••• 作法 ••••••••••

1 將藥材洗乾淨，放入棉布包，丟進鍋中煮製成湯。

2 濾掉所有藥材，將湯汁重新倒入鍋中，煮沸。

3 放入自己喜歡的食材，先將不易熟的食材煮熟。

4 放下剩餘材料以及烏龍麵，煮至滾沸，待麵熟以後，再加入鹽巴來調味，即可趁熱食用。

營養師 *point*

潤肺烏龍麵可以潤肺止咳，祛風散寒，適合體質虛弱、癌症患者以及術後放療、化療者食用。

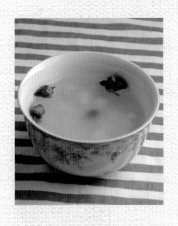

玫瑰枸杞養顏羹

•••••••••• 材料 ••••••••••

枸杞	10g	玫瑰露酒	50g
杏仁	10g	白糖	10g
葡萄乾	10g	醋	少許
玫瑰花瓣	20g	麵粉	20g
酒釀	一瓶		

•••••••••• 作法 ••••••••••

1 將新鮮的玫瑰花瓣洗淨、切絲，備用。

2 鍋中加入適量的水，燒開之後，放入白糖、醋、酒釀、枸杞、杏仁、葡萄乾……等食材。

3 再倒入玫瑰露酒，待煮開後，轉為小火繼續煮。

4 用少許麵粉勾芡，攪拌均勻後，撒上玫瑰花絲。

營養師 *point*

極吸引人的料理玫瑰枸杞養顏羹，多吃可養顏祛斑，保肝明目；適合女性。

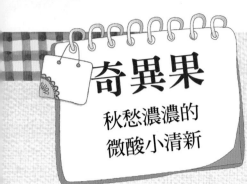

奇異果
秋愁濃濃的微酸小清新

奇異果什麼節氣吃最好？

秋分｜尚好｜寒露

奇異果可以生津潤燥，解熱除煩，特別適合秋天中的秋分和寒露兩個時節食用。

寶島產地：新竹、南投。
寶島產季：5～10月。
挑選祕訣：絨毛整齊，稍具彈性。
四氣五味：性寒，味甘酸，無毒。

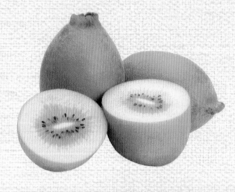

奇異果營養豐富，鮮果酸甜適度，清香爽口，其中含有的果酸、維生素C和維生素E共同協作，能夠有效提升人體抗氧化的能力，使女孩子的肌膚持久保持水潤柔嫩，增白淡斑、消除雀斑和暗瘡。

奇異果中的血清素和肌醇，具有穩定情緒、鎮靜心情和促進大腦活力的作用，能夠消除緊張疲勞和抗抑鬱，因此當人們心情差，吃奇異果有助改善情緒。

奇異果含有較多的可溶性膳食纖維，可快速清除體內堆積的有害代謝產物，降低膽固醇，防治結腸癌，其清血排毒功效顯著，是愛美人士的最佳水果。

⊙ 奇異果＋優酪乳	⊙ 奇異果＋紅棗	✕ 奇異果＋香蕉	✕ 奇異果＋黃瓜
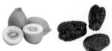	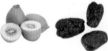	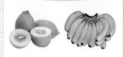	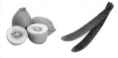
潤燥除煩，防治便祕，適合老年人和愛美女士食用。	奇異果與紅棗一同食用，有助於防治急性肝炎的發生。	兩種水果一起吃將提高血鉀濃度，會加重腎臟負擔。	黃瓜會破壞任何食物的維生素C，會降低奇異果價值。

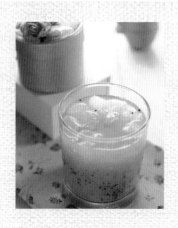

奇異果汁

•••••••••• 材料 ••••••••••

奇異果.....................200g　　　蜂蜜...........................15g

•••••••••• 作法 ••••••••••

1 將奇異果沖洗乾淨之後，刨去外皮。

2 把無皮的奇異果，再切成小塊狀。

3 放入榨果汁機內，加上適量水，榨成奇異果汁。

4 在榨好的汁中，加入蜂蜜，攪拌均勻，即可食用。

營養師 point

能提高肌體活性，促進新陳代謝，阻斷致癌物質，增強體質，延緩衰老。

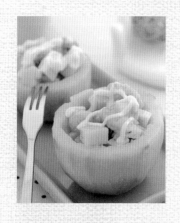

奇異果蝦仁沙拉

•••••••••• 材料 ••••••••••

奇異果.....................2 顆　　　沙拉醬.....................適量
蝦仁.........................10 粒

•••••••••• 作法 ••••••••••

1 將奇異果的外皮刷洗乾淨，切掉一端的蓋子，把它對半剖開來，再挖出果肉，做成奇異果盅。

2 將奇異果削皮之後，切成一小塊一小塊備用。

3 蝦仁去掉殼，放進滾水中汆燙，撈起置入碗中備用。

4 在奇異果盅內放入蝦仁、奇異果肉，以及任何其他自己喜歡的食材，再淋上千島醬，即可享用。

營養師 point

常吃可以抑制膽固醇在動脈內壁的沉積，從而防治動脈硬化，可改善心肌功能，防治心臟病……等。

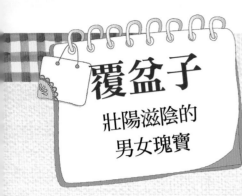

覆盆子

壯陽滋陰的男女瑰寶

覆盆子什麼節氣吃最好？

尚好 寒露

覆盆子可提高免疫力，寒露可多進食。

寶島產地：台灣多為進口。
寶島產季：全年皆有進口。
挑選祕訣：保存良好，新鮮無發霉。
四氣五味：性溫，味甘酸，無毒。

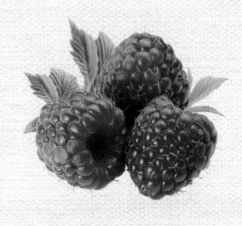

覆盆子果實營養豐富，所含的各種成分易被人體所吸收，並且促進新陳代謝和增強抗病力，被譽為「二十一世紀的黃金水果」。

覆盆子果實味甘酸性溫，具有澀精益腎、助陽明目、醒酒止渴、化痰解毒的功效，主治腎虛、遺精、醉酒、丹毒等症。葉微苦，具有清熱利咽、解毒、消腫、斂瘡等作用，主治咽喉腫痛、多發性膿腫、乳腺炎等症。覆盆子含有豐富的水楊酸、酚酸等物質，能抑制體內血栓形成，有鎮痛、抗炎、祛痰和平喘的作用，能有效地保護心臟，預防高血壓、血管粥樣硬化等心腦血管疾病。

覆盆子＋山藥	覆盆子＋蓮子	覆盆子＋枸杞	覆盆子＋紅豆
	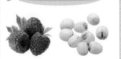	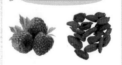	
覆盆子加上山藥，兩者同食，具有補脾益腎之功用。	需要寧心安神、健脾止瀉的患者，可搭配兩者食用。	兩者皆為養生滋補的上上品，多吃可肝腎，延年益壽。	這二種食材如果搭配一起吃，營養價值可以大大提高。

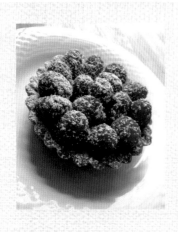

覆盆子塔

材料

塔皮.........................10 個　　草莓果醬...................1 罐
覆盆子.........................1 盒　　糖粉.........................適量

作法

1 購買回市售的現成塔皮之後，擺放在盤上。

2 在每一個塔皮的底部均勻地塗上厚厚草莓醬。

3 將事先沖洗過的覆盆子一顆顆擺滿塔皮。

4 淋上糖粉之後，即可置入冰箱，隨時取出享用。

營養師 point

酸酸甜甜的覆盆子塔，是少女們下午茶點的夢幻逸品，可以養血、補血。

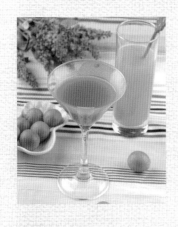

時令
Recipe

覆盆子橘子汁

材料

覆盆子.........................200g　　蜂蜜.........................適量
橘子.........................100g

作法

1 將覆盆子用水一顆顆仔細洗淨，去掉蒂頭。

2 橘子剝皮之後，分成完好的一瓣一瓣。

3 將覆盆子、橘子通通放入榨汁機，榨汁倒入杯中。

4 若希望有些甜度，調入適量蜂蜜，攪勻即可。

營養師 point

常喝覆盆子橘子汁，不僅美容養顏，還可以抗衰老。一般人群均適合。

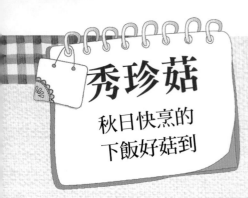

秀珍菇
秋日快烹的
下飯好菇到

秀珍菇什麼節氣吃最好？

尚好 寒露

秀珍菇追風散寒，最適合秋季寒露時節來享用。

寶島產地：台中、南投。
寶島產季：整年以溫室栽培。
挑選祕訣：菇傘偏厚，有彈性者佳。
四氣五味：性溫，味辛甘，無毒。

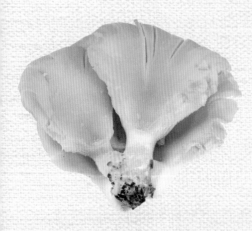

秀珍菇每百克含蛋白質 22 克，而且氨基酸成分齊全，礦物質含量十分豐富，其中賴氨酸對促進記憶，增進智力有獨特的作用。

秀珍菇中的胡蘿蔔素和維生素 D 豐富，被稱為「植物魚肝油」，對嬰兒和老人的健康有益。

秀珍菇含有多糖和硒，對腫瘤細胞有很強的抑製作用，常食秀珍菇可以增強體質、調節神經功能，對體質虛弱者和更年期女性有益，對癌症、肝炎、慢性胃炎、胃及十二指潰瘍、腰腿疼痛、手足麻木、高血脂、高血壓和防治尿道結石都有效。

秀珍菇＋鯽魚	秀珍菇＋豬肉	秀珍菇＋豆腐	秀珍菇＋青花菜
小兒麻疹透發不暢的時候，如果共食兩者有治療作用。	豬肉搭配著秀珍菇一起吃，將會舒筋活絡，健脾益胃。	豆腐加上秀珍菇，具有祛脂減肥、補中益氣的功用。	青花菜與秀珍菇一起炒食，將達到防癌、抗癌的好處。

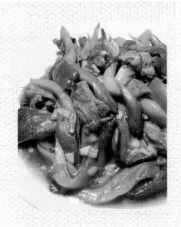

秀珍菇肉片

材料

秀珍菇	250g	醬油	少許
五花肉	100g	鹽巴	少許
青蔥	適量	糖	適量
醋	少許		

作法

1 將秀珍菇洗淨掰成小片；五花肉切片備用；蔥切碎。

2 油加熱以後，首先把切好的五花肉片下油鍋。

3 緊接著加入蔥花、醋、醬油、鹽巴、糖等調味料翻炒。

4 最後，在鍋中放進秀珍菇，翻炒一陣後盛盤即可。

營養師 *point*

秀珍菇肉片有追風散寒、舒筋活絡的功效，可治腰腿疼痛、手足麻木。

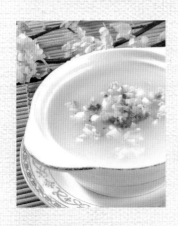

海鮮菇菇湯

材料

蛤蜊肉	10g	薑片	適量
秀珍菇	200g	鹽巴	少許
青蔥	適量	香油	適量

作法

1 蛤蜊肉清洗乾淨，秀珍菇撕成小條，余燙後備用。

2 將蛤蜊肉、秀珍菇放入鍋子裡面。

3 接下來加進適量的水，以小火煮上大約 2 分鐘。

4 最後，加入切好的蔥段、薑片、鹽巴、香油即可。

營養師 *point*

海鮮菇菇湯具有對於慢性胃炎、胃潰瘍、高血壓等等慢性病之療效。

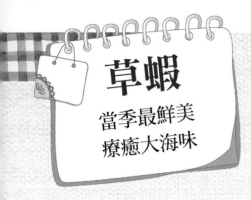

草蝦
當季最鮮美 療癒大海味

草蝦什麼節氣吃最好？

尚好 寒露｜霜降｜立冬

蝦補腎壯陽，適合寒露、霜降與立冬進補。

寶島產地：屏東、宜蘭。
寶島產季：6～11月。
挑選祕訣：蝦鬚長，蝦身透明，無腥味。
四氣五味：性溫，味甘，無毒。

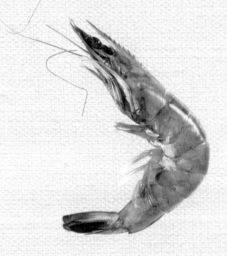

蝦的營養豐富，能增強人體的免疫力和性功能，補腎壯陽，抗早衰。常吃鮮蝦，溫酒送服，對腎虛陽痿、畏寒、體倦、腰膝酸痛等有效。

婦女產後乳汁少或無乳汁，可多食鮮蝦，具有催乳作用。不僅如此，蝦皮有鎮靜作用，常被用來治療神經衰弱，神經功能紊亂等病症。

蝦中鈣磷鎂等礦物質含量豐富，鎂調節心臟活動，能很好地保護心血管系統，防止動脈硬化，同時還能擴張冠狀動脈，有利於預防高血壓及心肌梗死。

但是蝦膽固醇含量較高，血脂偏高者不可過量食用，過敏體質、有宿疾者亦忌食。

◎ 草蝦＋猴頭菇	◎ 草蝦＋絲瓜	✖ 草蝦＋番茄	✖ 草蝦＋柳丁
		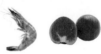	
猴頭菇與草蝦共食，具催乳作用，能替產婦補虛。	蝦子與絲瓜一塊兒熬煮，潤肺補腎，有效美容肌膚。	蝦子不可以與番茄一起煮食，否則會發生中毒事件。	柳丁搭配草蝦為禁忌，因為容易引起腹痛、腹瀉。

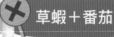

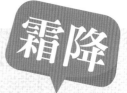

10 月 23 日～ 10 月 24 日 霧氣結霜

「霜降」這個節氣名稱的由來，指的是進入秋天之後，暑氣慢慢地消退，在夜晚和早晨，接近地面上的水汽一旦遇冷，就容易凝結成露珠，如果遇到更冷的空氣，就會進一步結成所謂的「霜」。

在氣象學裡，並沒有「霜降」這個名稱。以中國文字來說，許多以「雨」帷蓋的文字，例如：「雪」、「雹」等，都屬於「由天上降下來」的自然現象，因此你可能會以為，「霜」也是從天上降落的，其實「露」和「霜」都是由地面的水汽凝結而成，實際上並非自天上來。

不過，霜降的名稱雖如此，由於台灣比起其他國家，溫度變化差異偏小，甚至有四季如春的譬喻，因此平地居民能夠看到「結霜」的機會並不多，偶爾，或者是要往高山處居住，才有碰上的可能機會。

霜降時節，不耐寒的植物停止生長，眼前呈現一片深秋景象，正是欣賞楓葉的好時機，而台灣最著名的賞楓地點便在南投的奧萬大森林遊樂區。

🧅 常見疾病

血管病

氣溫降低，身體機能退化的老年人，或者是一些不愛平日活動的宅男、宅女，會發現自己雙腿發疼、腫脹，通常起初只會以為是受涼，導致氣血循環不順暢，其實這可能是下肢血管已經發生疾病的表現。

常見的下肢血管疾病包括有：下肢動脈硬化閉塞、下肢深靜脈血栓……等，若沒有經過醫院進一步的檢查，很容易被病患誤認為是關節炎發作。

倘若伴隨著疼痛、發冷，甚至造成行走困難，出現間歇性跛行的症狀，最好是馬上前往醫院檢查一下，避免忽略了其他可能的傷害。

◑ 飲食原則

從養生角度來看，霜降時節，已經可以開始適當進補，為迎接寒冬做準備。古代一句諺語有「補冬不如補霜降」的說法，閩南也有一句話是「一年補通通，不如補霜降。」也就是認為「秋補」比「冬補」更加重要。

秋補相當於打地基，只有人體地基牢固，冬天來臨的時候，要透過食補施行進一步的體質調理，才會更容易獲得成功。

臺灣霜降吃鴨肉

台灣人在寒冷的天氣裡面，喜歡找三五好友一同去薑母鴨店吃火鍋，經過薑母鴨店，總是可以看到有民眾大排長龍，內用的、外帶的，紛紛圍在外圍；而在霜降這一天，閩南族群也特別有進補鴨肉的習慣。

鴨屬於禽類，鴨肉味甘、無毒，有補內虛、消毒熱、利水道……等等功效，盛暑的夏季最適合吃鴨子，而燥熱的秋天亦合適。

舉凡是頭痛、失眠、肺熱、咳嗽、腎炎、水腫、小便不利、大便乾燥……等症狀，常食用鴨肉都有所助益。除了富含維生素 B 群和維生素 E，鴨肉中脂肪酸的比例接近理想值，且不飽和脂肪酸易於消化，有降低膽固醇的作用。

此外，富含鉀的鴨肉，對於心臟節律、血壓的調節有幫助，平時多吃鴨肉取代其他肉品，是為健康加分的。

◑ 生活起居

舉凡是寒冷的季節，關節處都容易受寒損傷，外出的時候，一定要注意膝蓋關節的保暖，尤其是有慢跑習慣的跑者，切不可運動過量，必要時戴上跑步專用的護膝，不宜做屈膝時間較長的運動，要儘量減少膝關節的負重。

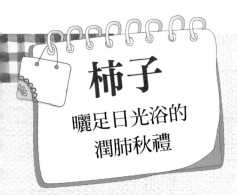

柿子
曬足日光浴的潤肺秋禮

柿子什麼節氣吃最好？

寒露 | 尚好 | 霜降

柿子生津潤肺，適合寒露和霜降時節食用。

寶島產地：新竹、苗栗、台中、嘉義。
寶島產季：9 ～ 12 月。
挑選祕訣：果色紅潤，無風疤。
四氣五味：性寒，味甘澀，無毒。

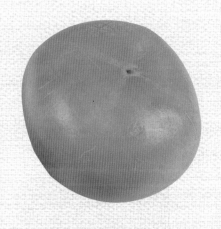

柿子消炎止血，能改善血液循環，促進炎症消散和外傷的康復，對外傷出血和痔瘡有療效。柿子中含有豐富的糖分、果膠和維生素，有良好的清熱作用，是慢性支氣管炎、高血壓患者的天然保健食品。

柿子甘寒微澀，能潤肺化痰、清熱生津、澀腸止痢、健脾益胃，生津潤腸、涼血止血，治療咳嗽痰喘，小便血淋，反胃嘔吐等；柿霜則對喉痛、口瘡有效。

柿子雖然甜膩可口，營養豐富，但不宜多吃，尤其貧血患者應少吃。因為柿子中的鞣酸能與食物中的鈣、鋅、鎂、鐵等礦物質結合，使這些營養素不能被利用，導致這些礦物質缺乏。

❌ 柿子＋螃蟹	❌ 柿子＋魚	❌ 柿子＋地瓜	❌ 柿子＋白酒
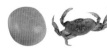	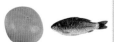		
螃蟹和柿子請勿一起吃，否則容易導致腹痛、嘔吐。	魚類食品與柿子同食，會引起腹痛、嘔吐、腹瀉。	地瓜與柿子也並不是好的搭配，容易形成胃內結石。	喝白酒時，忌食柿子，因為會讓人更容易醉或心痛。

柿子紅蘿蔔汁

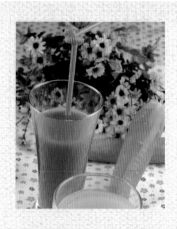

材料

柿子	1 顆	檸檬	1 顆
紅蘿蔔	60g	果糖	適量

作法

1. 紅蘿蔔洗淨，去掉皮，切成小塊小塊。

2. 檸檬洗淨，切片；甜柿清洗之後，切成小塊。

3. 將甜柿、紅蘿蔔、檸檬放入榨汁機中榨汁

4. 將果糖加入果菜汁中，攪拌均勻即可。

營養師 *point*

具有清熱潤燥、增強體力等好處，很適合肺熱咳嗽、高血壓患者食用。

柿子檸檬蜜汁

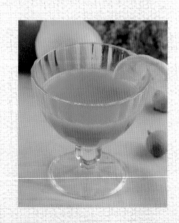

材料

柿子	2 顆	蜂蜜	少許
檸檬	1/2 顆		

作法

1. 切除柿子的蒂頭，挖去籽，然後切成小丁。

2. 去掉檸檬的外皮，接著切成小塊狀。

3. 將上述材料通通放入果汁機中，以高速攪打。

4. 攪打大約 2 分鐘，便加入蜂蜜，攪拌均勻即可。

營養師 *point*

柿子檸檬蜜汁甘甜爽口，又可以潤肺生津，在秋燥時節非常適合飲用。

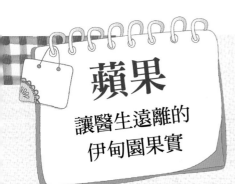

蘋果
讓醫生遠離的
伊甸園果實

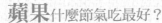

蘋果什麼節氣吃最好？

寒露 │ 尚好 │ 霜降

蘋果清熱除煩，適合寒露和霜降時節食用。

寶島產地：桃園、台中、南投。
寶島產季：9～10月。
挑選祕訣：有香氣，輕彈聲音清脆。
四氣五味：性平，味甘微酸，無毒。

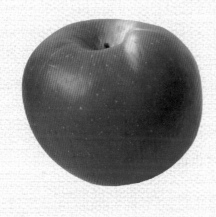

　　蘋果是美容佳品，既能減肥，又可使皮膚潤滑柔嫩。蘋果中營養成份可溶性大，易被人體吸收，有利於溶解硫元素，使皮膚潤滑柔嫩。

　　蘋果含有豐富的礦物質，硼元素可以大幅度增加血液中雌激素濃度，有利於鈣的吸收和利用，防治骨質疏鬆；鋅可以提高記憶力，提高前列腺的抗菌能力，防治前列腺炎。蘋果中含有的磷和鐵等元素，易被腸壁吸收，有補腦養血、寧神安眠作用。

　　蘋果是低熱量食物，飯前吃蘋果會增加飽腹感而減少進食量，它含有豐富的有機酸，能加快積蓄在體內的脂肪有效燃燒，常吃蘋果，人自然會變瘦。

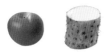

蘋果＋山藥

山藥搭配蘋果共食，能夠益脾胃、助消化、止瀉。

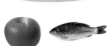

蘋果＋魚肉

魚肉與蘋果共食，無所顧忌，並且還會增加營養價值。

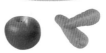

蘋果＋紅蘿蔔

搭配上紅蘿蔔一起食用，極易產生誘發甲狀腺腫物質。

蘋果＋牛奶

果酸與牛奶中的蛋白質反應，會生成鈣沉澱引起結石。

時令 Recipe

蘋果白菜汁

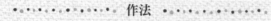
材料

蘋果	150g	檸檬	30g
白菜	100g	冰塊	少許

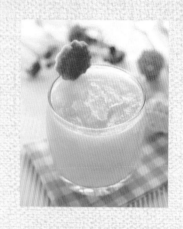

作法

1 仔細地將蘋果的表皮清洗乾淨，切成塊狀。

2 白菜一葉一葉剝開，沖洗乾淨，再捲成一捲捲；

3 檸檬的表皮，同樣地用刷子洗乾淨，然後以刀切塊。

4 將所有的材料一起倒入果汁機內，榨成汁即可飲用。

營養師 *point*

家家戶戶皆可準備的蘋果白菜汁，可清熱生津、緩解便祕，最適合肺熱、口乾、腸燥、便祕者。

蘋果的祕密

據美國科學家的研究成果表明，未成熟，或者是半成熟的蘋果，皆具有「防輻射」的作用，這是因為蘋果的成熟需要大量日照，因此它們會有效吸收陽光中的射線。根據其他研究，蘋果還能防癌、防鉛中毒。美國硅谷中的某些辦公室員工，已將蘋果作為防輻射的主要物品，他們認為蘋果的防輻射作用遠遠大於仙人掌和蘆薈，而且，在辦公室擺放蘋果也相當美觀。

蘋果中含有許多種物質，都是構成大腦所必須的營養成分。孩童應該多多攝取蘋果，因為其中的纖維能促進生長及發育，而蘋果中的鋅對記憶力有益處，能增強發育期兒童的記憶力。

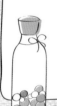

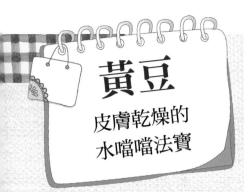

黃豆
皮膚乾燥的水噹噹法寶

黃豆什麼節氣吃最好？

寒露 | 尚好 ▸ 霜降

黃豆健脾利水，適合寒露和霜降時節食用。

寶島產地：全台灣可栽培。
寶島產季：全年無休生產。
挑選祕訣：乾燥，無雜質。
四氣五味：性平，味甘，無毒。

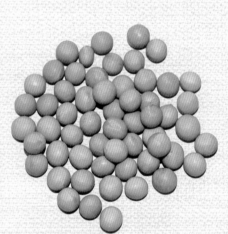

　　黃豆中鈣、鐵豐富，能防治貧血和骨質疏鬆，促進骨骼發育，常吃黃豆，對小兒、老人有益。

　　黃豆中含有的大豆異黃酮、卵磷脂、氨基酸，能夠改善內分泌，消除體內自由基，延遲女性細胞衰老、使皮膚保持光滑潤澤、富有彈性。大豆異黃酮是植物雌激素，可以調節更年期婦女體內的激素水準，緩解更年期綜合征，預防乳腺癌、前列腺癌的發生。

　　黃豆脂肪多為不飽和脂肪酸，並含有豐富的磷脂，是優質脂肪，因此，黃豆是防治冠心病、高血壓、動脈粥樣硬化等疾病的理想食品。此外，黃豆不含澱粉，同樣適合糖尿病人食用。

黃豆＋鯽魚	黃豆＋小米	✖ 黃豆＋菠菜	✖ 黃豆＋豬肉
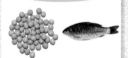	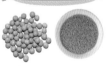	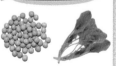	
鯽魚搭配黃豆，可健脾祛濕，收斂止帶，通乳養顏。	小米與黃豆，如果兩者同食，其營養價值將會提高。	菠菜中的草酸和黃豆中的鈣質結合，形成人體結石。	豬肉搭配黃豆一起食用，恐怕會引起腹脹不適症。

黃豆蒸南瓜

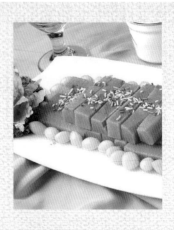

●●●●●●●●●● 材料 ●●●●●●●●●●

黃豆	100g	青蔥	適量
南瓜	100g	大蒜	適量
香油	適量		

●●●●●●●●● 作法 ●●●●●●●●●

1 黃豆用水浸泡過夜，洗乾淨之後，備用。

2 蔥與蒜切末；南瓜去皮切條，和黃豆擺盤。

3 放入蔥末、蒜末，放入蒸鍋內，蒸煮15分鐘左右。

4 出鍋前，淋上一點點香油，即可食用。

 營養師 *point*

黃豆爭南瓜，是益氣潤肌膚的好料理，屬於一般體質的人均可好好享用。

紅棗黃豆牛奶

●●●●●●●●●● 材料 ●●●●●●●●●●

黃豆粉	20g	牛奶	適量
紅棗乾	15g	冰糖	適量
蠶豆	10g		

●●●●●●●●● 作法 ●●●●●●●●●

1 將紅棗乾用溫水泡軟，洗乾淨，備用。

2 蠶豆用開水煮熟，剝掉外皮，切成小丁備用。

3 將黃豆粉、蜜棗乾、牛奶、煮熟的蠶豆……等全部一起放入果汁機內，攪打大約2分鐘左右。

4 接著倒入杯中，加入冰糖，即可食用。

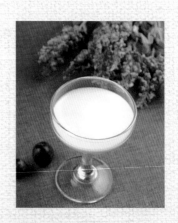

 營養師 *point*

想要豐胸和潤膚的女性，可以多多飲用此一飲品，它可以滋陰補血、潤肺。

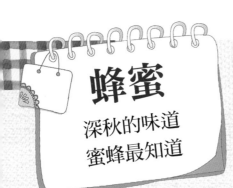

蜂蜜

深秋的味道
蜜蜂最知道

蜂蜜什麼節氣吃最好？

秋分 | 寒露 | 尚好 霜降

蜂蜜益氣補中、潤燥，適合秋分、寒露和霜降。

寶島產地：雲林、嘉義、台南。
寶島產季：全年皆有產出。
挑選祕訣：真蜂蜜泡水，其泡沫久久不散。
四氣五味：性平，味甘，無毒。

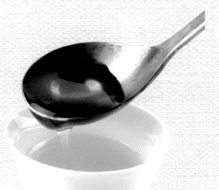

　　蜂蜜是一種天然滋養食品，以稠如凝脂、味甜純正、清潔無雜質、不發酵者為佳，蜂蜜的主要成分為糖類，其中的 60% ～ 80% 由葡萄糖和果糖構成，可以被人體直接吸收，是婦、幼和老人的保健佳品。

　　能除百病，和百藥，久服輕身延年，具有滋養、潤燥、解毒、美白、養顏、潤腸通便的功效，甚至有「老人的牛奶」之美譽。

　　食用蜂蜜，能迅速恢復體力，消除身心疲憊，增強對疾病的抵抗力，蜂蜜還有殺菌止痛的效果，能醫治肌膚損傷，特別是燙傷，將蜂蜜外敷可以預防感染，減輕疼痛，並促進傷口癒合。

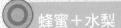
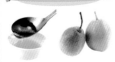

吃梨的時候，可以沾著蜂蜜吃，止咳化痰，清肺降火。

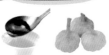

蜂蜜與大蒜同食，容易引發腹痛反應，因此須避免。

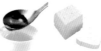

豆腐與蜂蜜同食，會引起腹痛、腹瀉，並不鼓勵。

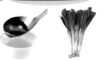

蜂蜜與蔥一起進食，不只是引起腹瀉，甚至會中毒。

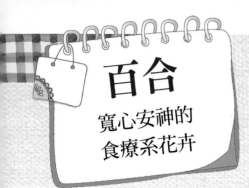

百合

寬心安神的食療系花卉

百合什麼節氣吃最好？

寒露 | 尚好 霜降

百合益氣潤喉，適合寒露、霜降時節食用。

寶島產地：台中后里。
寶島產季：10～12 月。
挑選祕訣：表皮潔白，無奇怪色斑。
四氣五味：性微寒，味甘苦，有小毒。

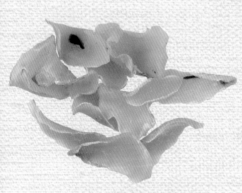

　　百合這一種食材，既營養又滋補，其中的蛋白質、脂肪、澱粉、鈣、磷、鐵及維生素 B_1、維生素 B_2、維生素 C、胡蘿蔔素……等營養素豐富，特別適合病後體弱、神經衰弱者來食用。

　　百合養陰清熱、潤肺止咳和清心安神，對肺燥咳血、咳嗽、病後餘熱未清、驚悸、失眠、心神不安等有一定療效，並有補腦健胃、抗癌的功能，是中老年人和癌症病人的營養保健佳品。

百合＋綠豆	百合＋蓮子	百合＋雞蛋	✖ 百合＋豬肉
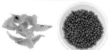	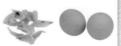		
夏季吃百合搭配綠豆，可有效清熱潤肺，解毒清暑。	兩者同為安神的好食材，共食可治療神經衰弱、失眠。	烹飪百合可以與蛋同炒，滋陰潤燥，並且清心安神。	百合與豬肉並不適合共食，否則會有引發中毒的疑慮。

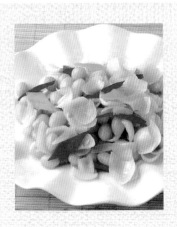

白果炒百合

········· 材料 ·········

白果	50g	鹽巴	適量
百合	50g	雞粉	適量
西芹	30g	高湯	適量
甜椒	30g	麵粉	適量

········· 作法 ·········

1 把百合浸泡乾淨；甜椒切成菱形塊；西芹切段，以沸水分別將上述每樣食材汆燙至熟。

2 將適量油倒入鍋中，燒熱後放入白果。

3 翻炒至八分熟；這時再加入西芹、鹽巴、高湯、百合、雞粉……等佐料及調味料。

4 麵粉加水拌勻，淋入鍋中勾芡，翻勻，即可出鍋。

營養師 *point*

此料理具潤肺止咳、益腎固精、提高機體免疫力的作用；一般人均可食。

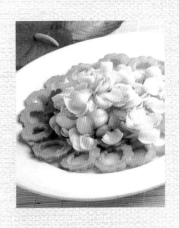

時令
Recipe

苦瓜拌百合

········· 材料 ·········

百合	300g	醋	適量
苦瓜	300g	番茄醬	適量
紅辣椒	1 根	鹽巴	適量
花椒	適量	雞粉	適量
香油	適量		

········· 作法 ·········

1 苦瓜用鹽水浸泡 1 小時，再用滾水汆燙一下，撈出瀝乾；百合去掉根鬚，洗淨切片。

2 紅辣椒去籽、去蒂，洗淨切絲。

3 油鍋燒熱，花椒爆香撈出，將熱油淋入苦瓜，直至苦瓜變色，晾涼；將苦瓜與百合放入盤中。

4 最後，加入所有調味料，拌勻即可。

營養師 *point*

清心明目，消暑清熱，滋陰解毒，嚴選夏季當令苦瓜，在夏季烹飪亦合適。

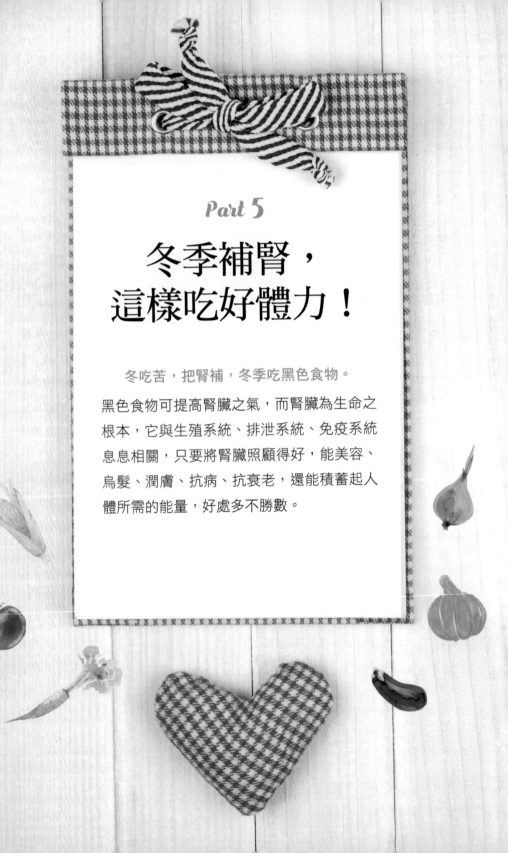

Part 5

冬季補腎，
這樣吃好體力！

冬吃苦，把腎補，冬季吃黑色食物。

黑色食物可提高腎臟之氣，而腎臟為生命之
根本，它與生殖系統、排泄系統、免疫系統
息息相關，只要將腎臟照顧得好，能美容、
烏髮、潤膚、抗病、抗衰老，還能積蓄起人
體所需的能量，好處多不勝數。

立冬
海參
高蛋白，低脂肪，
降低血液濃稠度。
▼
好食材詳見 P.218

小雪
黑木耳
活血、通血路，增
強身體免疫系統。
▼
好食材詳見 P.229

大雪
牛肉
排行第一，補中益
氣的健康肉品。
▼
好食材詳見 P.241

冬至
黑米
黑髮潤膚，延年益
壽的米中極品。
▼
好食材詳見 P.244

小寒
葵花子
防止高血壓，保持
情緒的穩定。
▼
好食材詳見 P.254

大寒
馬鈴薯
營養成分豐富，補
充澱粉好選擇。
▼
好食材詳見 P.266

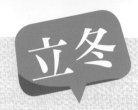

11月7日～11月8日 收割貯藏

立冬是冬季的第一節氣，亦即「冬天的開始」，古籍《月令七十二候集解》中對「冬」的解釋是：「冬，終也，萬物收藏也。」因此，立冬不僅僅是代表著年末冬季的來臨，還帶有一絲絲萬物收藏、規避寒冷的意思。

隨著立冬節氣的到來，草木凋零、鳥獸伏藏，大地上萬物的活動趨向休止，部分生物進入「冬眠」的狀態來養精蓄銳，為來年春季的生機勃發作足準備。

人類雖然沒有所謂的冬眠之說，但是民間卻有著「立冬補冬」的習俗；立冬是屬於為身體進補的最佳時期，這一天最適合圍爐，進行食補，補充元氣，打好根基，抵禦一整個冬天的嚴寒。

然而，近年來的氣候異常情況較多，倘若節氣並不應節氣，例如：到了十一月依然日頭赤炎炎，市民假如希望按照立冬時節的習俗進補，最好採用「涼補」即可，避免身體內積蓄太多不必要的溼熱，引發各種疾病。中醫常用的涼補藥材包含薏仁、西洋參、玉竹、百合、茯苓、麥門冬等等。

🍠 常見疾病

前列腺炎

入冬之後，天氣變得寒冷，正是人體陽氣收斂，陰氣潛藏的時候，此時前列腺門診的病患數量增加；冷溫度會使交感神經的興奮性增強，讓前列腺敏感地發生腺體收縮，造成慢性充血，加重前列腺液淤積，引起尿頻、尿痛等困擾，嚴重者甚至併發精囊、附睪等器官的發炎症狀，甚至引起性功能障礙和不育症。因此男性朋友們在冬季需加強身體健康的保養與鍛鍊。

🍠 飲食原則：台灣補冬好食膳

大家都習慣在立冬這一天以各樣藥膳食補料理來「補冬」，溫養五臟六腑，儲存抵禦寒冬的能量，在寶島，怎麼樣的立冬進補好料，最受大家歡迎呢？以下便是幾種台灣沿街隨處可見的進補好食膳：

藥燉排骨

藥燉排骨有助火的功效，慢慢享用了以後，全身發熱，會促進血液循環，改善冬天手腳冰冷的毛病。筋骨痠痛、四肢血瘀的民眾，冬季適時吃上一碗藥燉排骨，對於改善病痛皆有所幫助；老年人亦可以食用。

羊肉爐

在寒冷的冬季裡，喝著清甜的羊肉湯、咬著那肥嫩的羊肉，實在叫人暖胃、暖身；富含蛋白質、脂肪、維生素的羊肉，再加上羊肉爐中的老薑，能夠補血、去寒、增加機體免疫力，尤其是氣管容易出毛病的人，都適合在立冬進補。

薑母鴨

薑母鴨千年傳承，永不褪流行，好處說不盡，從營養成份來說，鴨肉含有豐富蛋白質，並且極容易為人體所吸收，可以迅速補充所缺失之養份；此外，薑母有趨寒之功效，會加快胃液的分泌，有助於人體消化；倘若在湯底中添加米酒，更可幫助血液循環，促進新陳代謝。

麻油雞

麻油雞這一道料理，是許多女性在懷孕、生產之後，做月子最愛吃的專門藥膳，其滋補的功效自然是不言可喻。雞肉中蛋白質含量比例高，也容易被人體吸收、利用，另外雞肉具有增強體力、強壯身體的作用，對於營養不良、疲勞、無力、畏寒、貧血、月經不調、身體虛弱……等現象，都有很好的食療作用。

桂圓紅棗湯

桂圓紅棗湯，又稱作桂圓紅棗茶，是冬季常見的飲品，熱呼呼的喝上一杯，當夜正好入眠，隔日亦會顯得格外有精神。這是因為桂圓與紅棗兩種食材，都具有養血安神的作用，對於養顏美容也有強效，臉色蒼白、體質虛寒的女性，建議多多飲用桂圓紅棗湯，還可順道改善婦科不調引起的病症。

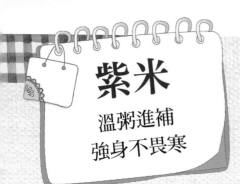

紫米
溫粥進補
強身不畏寒

紫米什麼節氣吃最好？

尚好 立冬

紫米滋陰補腎、健脾暖肝、明目活血，適合立冬。

寶島產地：花蓮。
寶島產季：全年皆有供應。
挑選祕訣：米粒內部呈乳白色。
四氣五味：性溫，味甘，無毒。

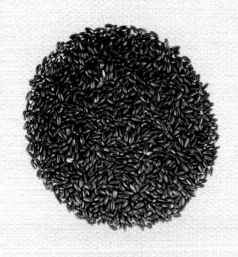

紫米是一種具有諸多營養和保健功效的珍貴稻米，富含鐵、鈣、鋅和硒等微量元素。

它能夠防治缺鐵性貧血，促進發育、增強抗病力、防止疲勞，預防和治療更年期骨質疏鬆症、防治肌肉痙攣、維持強健的骨骼和健康的牙齒，有助於預防老年男性的前列腺肥大，調節前列腺內睪酮的新陳代謝，防止生殖功能障礙。

紫米中的膳食纖維能降低血液中膽固醇含量，促進腸道蠕動，有助於預防冠狀動脈硬化而引起的心臟病和預防腸癌，因此尤其適合兒童、老年人及孕婦。

紫米＋紅棗	紫米＋紅豆	✖ 紫米＋蘋果	✖ 紫米＋酒

健脾補血，益氣和中，適用於體虛氣弱、心悸失眠者。	紅豆與紫米皆是冬日良伴，養心滋腎、暖胃護肝。	蘋果與紫米一起吃，將導致噁心、嘔吐、腹疼。	飲酒期間，若同時食用紫米，容易導致酒醉難清醒。

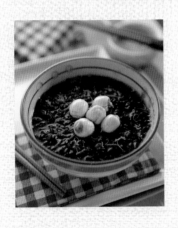

紫米粥

········ 材料 ········

紫米..................100g　　白米....................20g
蓮子..................10 粒　　白糖....................適量

········ 作法 ········

1 將紫米洗淨，放入鍋中，加水浸泡 2 小時。

2 加入白米，開大火，煮開後，改小火煮半小時。

3 關上火，並且蓋上蓋子，悶上大約半個小時之後，再開大火煮，煮開後，加入蓮子。

4 加入蓮子之後，再改為小火，煮半小時，接下來再一次關火，蓋蓋子，悶半個小時以後，加糖即可。

營養師 *point*

滋陰養血，健脾補心，尤適合婦女產後虛弱、病後體虛以及貧血者食用。

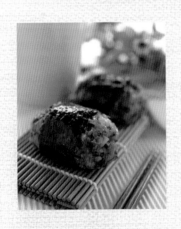

紫米甜飯糰

········ 材料 ········

紫米..................60g　　南瓜子....................適量
燕麥片................5g　　枸杞........................適量
玉米粒................10g　　紅豆........................適量
肉鬆..................10g　　蘿蔔乾....................適量

········ 作法 ········

1 紫糯米、紅豆洗淨，泡水至軟；將紫糯米與燕麥片盛入小碗，小碗放入電鍋內蒸熟。

2 將煮熟的紫糯米平鋪於耐熱塑膠袋上。

3 將紅豆、玉米粒、南瓜子、枸杞、蘿蔔乾等食材，與適量的素肉鬆一起鋪於紫糯米上。

4 最後，用塑膠袋將所有食材包成飯糰，即可食用。

營養師 *point*

紫米飯糰可補脾、養血，一般人均可以食用，尤其適合作為上班族早餐。

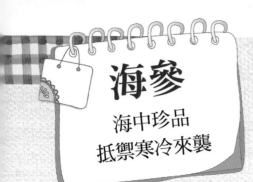

海參
海中珍品
抵禦寒冷來襲

海參什麼節氣吃最好？

尚好 立冬｜小雪｜大雪

海參益精潤燥，適合立冬、小雪和大雪時節食用。

寶島產地：市售多為進口。
寶島產季：四季均可購買。
挑選祕訣：質硬、乾燥、肉厚。
四氣五味：味甘，性溫，無毒。

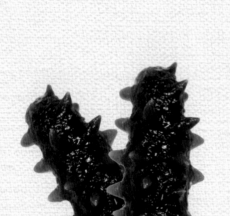

《本草綱目拾遺》記載：「海參味甘鹹，補腎，益精髓，攝小便，壯陽療痿，其性溫補，足敵人參，故名海參。」海參體內的精氨酸含量很高，能夠改善性腺神經功能，減緩性腺衰老，提高勃起能力，故海參有「海洋偉哥」之說。

海參益智健腦、調經養胎、助產催乳，適宜孕產婦和生長發育期中的青少年食用。海參能消除疲勞，提高人體免疫力，因此非常適合亞健康人群。食用海參補血，恢復元氣，能縮短手術病人康復時間。

海參含有 50 多種天然營養成份，其中牛磺酸、酸性粘多糖和軟骨素具有延緩衰老的作用。因此，海參又被稱為「長壽之神」。

 海參＋香菇

 海參＋羊肉

 海參＋醋

 海參＋柿子

海參＋香菇	海參＋羊肉	海參＋醋	海參＋柿子
香菇搭配海參一同煮食，可以扶正補虛，益氣養血。	羊肉與海參同時吃，達到補腎壯陽，益氣養血之效。	醋類的飲料、調味料，皆會降低海參本身營養價值。	柿子並不宜與海參一起吃，因為將會容易引起腹痛。

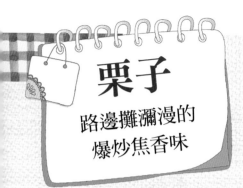

栗子
路邊攤瀰漫的爆炒焦香味

栗子什麼節氣吃最好？

尚好▶立冬│小雪

栗子補腎健脾，適合立冬和小雪時節食用。

寶島產地：桃園、嘉義。
寶島產季：9～11月。
挑選祕訣：顏色淺，無破損。
四氣五味：性溫，味鹹，無毒。

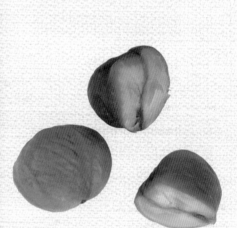

　　栗子甘甜芳香，營養豐富，被譽為「乾果之王」，具有補脾健胃、補腎壯腰的作用，多吃栗子，可緩解腎虛引發的腰痛症狀，對日久難痊癒的小兒口舌生瘡和成人口腔潰瘍也都有助益。

　　栗子中含有豐富的不飽和脂肪酸、多種維生素和礦物質，可防治高血壓、冠心病、動脈硬化等心血管疾病。此外，對緩解骨質疏鬆、腰腿酸軟、筋骨疼痛、乏力等毛病皆有效，是老年人理想的保健果品。

　　早晚各吃2～3顆栗子，可以有效地治療老年腎虧、小便頻繁、吐血、便血和慢性咽炎。

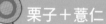 栗子＋薏仁

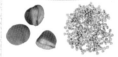

兩者一起吃，可以補益脾胃，補腎利尿，利濕止瀉。

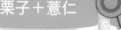 栗子＋雞肉

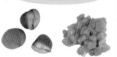

栗子加雞肉，補腎虛、益脾胃，適合腎虛病人食用。

栗子＋柚子

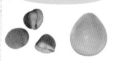

對日久難痊癒的小兒口舌生瘡和成人口腔潰瘍有益。

❌ 栗子＋牛肉

牛肉若搭配例子，容易引起腹脹，或甚至引發嘔吐。

板栗香菇燜雞翅

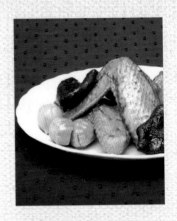

材料

板栗	300g	米酒	2 小匙
香菇	6 朵	麵粉	2 小匙
雞翅	50g	蠔油	1 大匙
生薑	4 片	鹽巴	1 小匙

作法

1. 板栗汆燙、過涼，剝殼備用；香菇去蒂後泡水。

2. 將雞翅剔除骨頭，沖洗掉血水，剁成塊，然後加入麵粉、鹽巴、蠔油、米酒，醃製 25 分鐘左右。

3. 熱油鍋，炒薑片，再加入備好的板栗肉翻炒。

4. 最後一個步驟中，加香菇、雞翅一起炒熟透，加適量開水、蠔油、鹽巴，燜煮 10 分起鍋。

營養師 *point*

功夫菜板栗香菇燜雞翅，食用後可以補腎，益氣，健脾，特別適合脾虛腹瀉和腎虛腰痛者食用。

板栗排骨湯

材料

板栗	250g	紅蘿蔔	1 根
排骨	500g	鹽巴	1 小匙

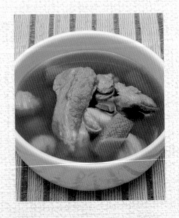

作法

1. 丟栗子入沸水中，轉中小火，煮約 5 分鐘撈起剝皮。

2. 接下來，我們將排骨放入沸水中汆燙，並且撈起、沖淨；而紅蘿蔔則是削皮、沖淨、切成塊。

3. 將所有的材料盛鍋，加水全蓋過材料，以大火煮開。

4. 轉小火，續煮約 30 分鐘，最後加鹽巴調味即成。

營養師 *point*

熱熱喝碗板栗排骨湯，有助於養胃補腎，健肝脾益氣血；一般人均適合。

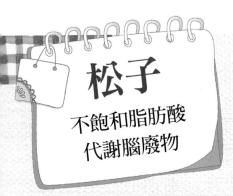

松子
不飽和脂肪酸
代謝腦廢物

松子什麼節氣吃最好？

尚好 立冬｜大雪｜小雪

松子可以益氣潤燥，亦可以祛風濕，最適合冬季時的立冬、小雪和大雪等時節食用。

寶島產地：市售多為進口。
寶島產季：11～12月。
挑選祕訣：顆粒豐滿均勻。
四氣五味：性溫，味甘，無毒。

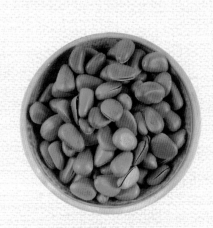

中醫認為，松子「味甘補血，血氣充足，則五臟自潤，烏髮不饑。仙人服食，多餌此物，故能延年，輕身不老。」常食松子，可以強身健體，特別對老年體弱、腰痛、便祕、眩暈、小兒生長發育遲緩有益。

松子中富含不飽和脂肪酸、磷和錳，具有維護大腦和神經功能，增強記憶力的作用。特別適合用腦過度的人食用，對老年癡呆也有很好的預防作用。

松子富含維生素E，可以有效地軟化血管、延緩衰老，預防心血管疾病，另外，松子對膽固醇及含膽固醇量較多的混合型膽石有較好的溶化作用。

松子＋雞肉	松子＋玉米	松子＋紅棗	松子＋牛奶
雞肉搭配上松子一起吃，將雙雙提高兩者營養價值。	健腦明目，潤肺通便，可治療乾咳少痰、皮膚乾燥。	松子與紅棗皆富含鐵質，搭配食用具補血補血功效。	兩種食材中的鈣與磷相克，因此會降低營養價值。

松仁雪花粥

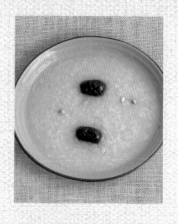

材料

紅棗	6g	糯米	100g
松仁	15g	蛋白	1顆
柏子仁	15g	冰糖	適量

作法

1 松仁、紅棗分別用清水洗淨；柏子仁用紗布袋包起來；蛋清打散備用；糯米洗淨泡2小時。

2 糯米和松仁、紅棗、柏子仁一起放入鍋中。

3 加入1000cc的清水，熬煮成粥狀，取出柏子仁袋後，加入冰糖，一直攪拌至冰糖溶化。

4 將打散的蛋白淋入，攪拌均勻即可。

營養師 *point*

本道料理既能健腦明目，又可以潤肺通便，尤其適年老體弱、產後食用。

松仁燴鮮魚

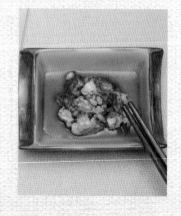

材料

鮮魚	1尾	白醋	6g
松仁	20g	白糖	5g
番茄醬	10g	麵粉	5g

作法

1 把鮮魚洗乾淨，醃入味之後，將魚身裹上蛋液，並且接著沾上麵粉，放入油鍋中，炸至呈金黃色。

2 待炸魚冷卻後，將刺一一挑出來，剩餘的魚肉備用。

3 在鍋中加入少許的清水，並且放入所有的調味料，攪拌成糖醋汁，並且用麵粉水將糖醋汁勾芡。

4 將糖醋汁淋油澆在魚上，最後撒上松仁。

營養師 *point*

一道適合各種體質食用的佳餚；能夠滋潤止咳、滑腸通便、養血補液。

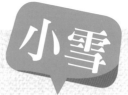

11月21日～11月23日 陰冷晦暗

　　小雪節氣，正式進入了真正意義上的冬季，是強冷空氣活動頻數較高的時節，人們要注意寒流對農作生產、漁獲撈捕的影響；在台灣可以開始進行一期稻作的播種育苗，亦可準備好栽培冬季的雜糧作物。

　　台灣位置偏南，小雪時節不太會降雪，此時的台灣，唯有高山地（例如玉山、合歡山）才有降雪的機會，平地氣候仍在暖寒轉換期，時而寒流侵擾、時而回暖升溫，但東北季風明顯增強，氣溫開始逐漸下降，早晚溫差變化更大，民眾應該注意穿著，務必保暖，以防寒涼傷身。

常見疾病

手腳冰冷

　　隨著小雪的到來，冬季的寒意越來越明顯，氣溫如溜滑梯般下降，有不少女性將開始出現四肢冰冷、末端麻木的情形。

　　之所以強調女性，這是因為女性比起男性陽氣相對偏弱，再加上每個月生理期的失血量，更容易造成女體的氣血不足，面對較低的溫度，當然更容易造成手冰冰、腳冷冷、畏寒失溫……等現象。

哮喘

　　這種疾病是冬季特別容易罹患的一種呼吸道疾病。哮喘病發，跟氣溫、濕度有直接關聯，其主因是氣溫下降、濕度降低、浮塵增多，過敏原也跟著增多，人體辛苦抵禦寒冷，又接觸到了過敏原，自然就容易引起哮喘。

　　大部分哮喘患者，都存在過敏現象，有打噴嚏、流鼻涕、鼻癢、眼癢、流淚等前兆；由於以上病症與呼吸道感染太過類似，如果缺乏相關知識，因為誤診而被忽視，可能會伴隨終身，成為一種頑固的復發疾病。

🧄 飲食原則

溫補、益腎、顧心臟,是小寒時節的飲食重點原則,只要能夠跟隨著大自然的轉換來進行養生,度過漫漫冬季不傷身,並不是一件困難的事情。

溫補益腎之食材

寒冷的季節中,宜吃「溫補性食品」和「益腎食物」;溫補的食材常見的有:羊肉、牛肉、雞肉、鹿茸⋯⋯等等;益腎養精的食材則有:腰果、山藥、栗子、白果、核桃、大骨湯⋯⋯等。除此之外,建議冬季多吃黑色食品,比方說黑木耳、黑芝麻、黑豆⋯⋯等,黑色食材皆對腎臟機能有幫助。

顧心臟之食材

外界氣溫低,為了要避免血液過度黏稠,應該多吃一些保護心腦血管的食材,例如:丹參、木耳、番茄、芹菜⋯⋯等;或者是具有降血脂功效的食品,譬如:苦瓜、玉米、蕎麥、紅蘿蔔⋯⋯等。

🧄 生活起居

小雪時節,陽氣潛藏而陰氣盛極,萬物活動更加趨向休止,不只是自然界的生物需要休眠,人類也要懂得「養精蓄銳」。在此節氣中最好「早睡晚起」,除了確保睡眠的充足,如果等太陽完全出來再起床活動,能夠避免因為清晨的低溫而加重陽氣外耗,一不小心都可能受涼。

外出時,體質偏弱者必須搭配高領服裝,做好禦寒保暖,防止病邪的入侵;天氣寒冷,待在室內的時間逐漸增加,亦要記得注意屋內或臥房的通風,定時開窗換換氣,避免二氧化碳濃度過高,造成人體缺氧。

睡覺時,要注意腳部的保暖,除了堅持用熱水洗腳,建議睡前可以多多按摩和刺激雙腳穴位,以促進全身的血液循環。

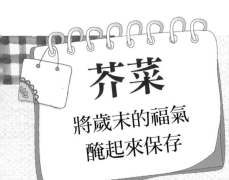

芥菜
將歲末的福氣醃起來保存

芥菜什麼節氣吃最好？

立冬 | 尚好 小雪

芥菜溫中利氣，適合立冬和小雪時節食用。

- -

寶島產地：苗栗為最大產地。
寶島產季：11 ～ 3 月。
挑選祕訣：葉柄肥厚，根部緊密。
四氣五味：性溫，味辛，無毒。

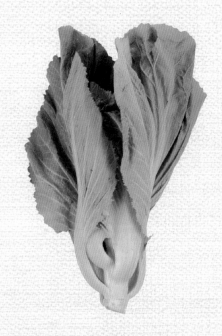

　　芥菜營養豐富，其中的芥子素能增加大腦中氧含量，激發大腦對氧的利用，有提神醒腦，解除疲勞的作用；豐富的食用纖維素，能寬腸通便，可防治便祕，尤宜於老年人及習慣性便祕者食用。

　　芥菜有解毒消腫和止痛生肌之功，能抗感染，抑制細菌毒素的毒性，促進傷口和潰瘍癒合。

　　芥菜醃制後有一種特殊鮮味和香味，能促進胃、腸消化功能，增進食慾，可用來開胃，幫助消化。

　　芥菜性味辛溫，凡因陰濕內壅而見痰氣閉塞者，服此痰無不除，氣無不通，能耳聰而目明。

芥菜＋黑米	芥菜＋馬鈴薯	芥菜＋豆腐	✕ 芥菜＋鯽魚
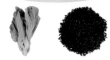	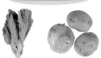		
芥菜與黑米一同食用，會將兩者的營養價值給提高。	兩種食材搭配，可益胃消食、補中益氣、潤腸通便。	芥菜可以搭配豆腐一同煮食，補鈣的效果出奇地好。	如果將芥菜與鯽魚共煮共食，需擔心會引起人體水腫。

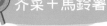

芥菜燉豬肉

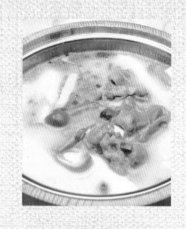

材料

芥菜	150g	薑片	適量
瘦豬肉	100g	鹽巴	適量

作法

1 將芥菜洗淨切段；瘦豬肉洗淨切塊。

2 將薑片、芥菜、瘦豬肉放入砂鍋，加適量清水。

3 取**步驟2**之所有食材，先以大火共同煮沸，接著再以較小的小火一直燉煮至豬肉熟透。

4 調入適量鹽巴，攪拌均勻之後，即可以食用。

營養師 point

飄香萬里的芥菜燉豬肉，不僅健脾開胃，還可滋陰解毒，適合高血壓患者。

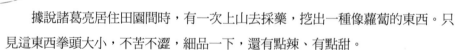

芥菜的祕密

　　據說諸葛亮居住田園間時，有一次上山去採藥，挖出一種像蘿蔔的東西。只見這東西拳頭大小，不苦不澀，細品一下，還有點辣、有點甜。

　　諸葛亮心想：「地上百草能養人」，他就挖了幾個帶回家，叫妻子炒了一盤，全家人都大力稱讚好吃，急忙詢問菜的名字，諸葛亮說：「就叫大頭菜吧。」

　　後來，諸葛亮輔佐劉備，因冬天士兵沒菜吃，常使劉備發愁。諸葛亮就派人到南陽買大頭菜。大頭菜帶著方便，吃著有味，劉備非常喜歡。

　　此後，南陽的大頭菜越來越有名氣，為了不忘他的功勞，大家就把大頭菜叫做「諸葛亮菜」。

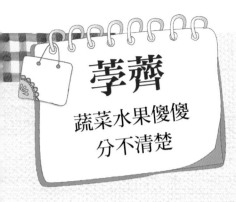

荸薺
蔬菜水果傻傻分不清楚

荸薺什麼節氣吃最好？

尚好 小雪

小雪時節要注意腸道保養，荸薺效果最佳。

寶島產地：台灣中南部出產。
寶島產季：11～2月。
挑選祕訣：大小適中為上品。
四氣五味：性微寒，滑味甘，無毒。

荸薺生吃或煮食都可以，飯後生吃，開胃消食積，除胸中實熱，解宿便。製作成粉食，有明耳目、消黃疸、解毒的作用。荸薺水煎湯汁，能利尿排淋，對於小便不通有一定治療作用。

荸薺富含黏液質，有潤肺化痰、生津作用，所含的澱粉及粗蛋白，則能促進大腸蠕動，所含的粗脂肪加強了滑腸通便的作用。

荸薺中有一種不耐熱的抗菌成分，叫做荸薺英，對於金黃色葡萄球菌、大腸桿菌、綠膿桿菌有抑制作用，對降低血壓也有一定效果，而且還可防治癌腫。另外還有抗病毒物質，可抑制流腦、流感病毒。

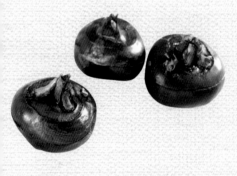

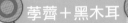 荸薺＋蓮藕	荸薺＋黑木耳	荸薺＋核桃	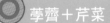 荸薺＋芹菜
	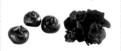	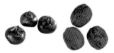	
蓮藕與荸薺同食，能治療陰虛肺燥、痰熱咳嗽等症狀。	如果荸薺和黑木耳一起吃，將有助於強身、補氣。	若核桃加上荸薺共食，具有幫助消化的神奇功效。	這兩種食材搭配吃，對於降血壓、涼血有療效。

哈密黃瓜荸薺汁

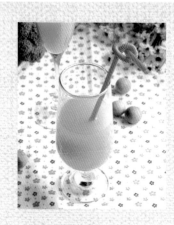

•••••••••••••• 材料 ••••••••••••••

哈密瓜.....................300g　　荸薺...........................200g
黃瓜..........................2 條

•••••••••••••• 作法 ••••••••••••••

1 首先，將哈密瓜清洗乾淨之後，去掉外皮。

2 黃瓜同樣地清洗乾淨，用刀子切成塊狀。

3 接下來，我們將荸薺仔細地沖洗，然後去皮。

4 將所有材料通通一起榨成汁，即完成。

 營養師 *point*

哈密黃瓜荸薺汁一年四季
皆適宜，秋冬可以生津止
渴，春夏可以清熱祛濕。

荸薺海蜇湯

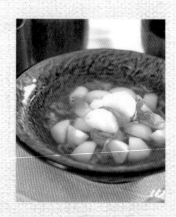

•••••••••••••• 材料 ••••••••••••••

荸薺.........................30g　　海蜇絲........................50g

•••••••••••••• 作法 ••••••••••••••

1 將荸薺沖洗乾淨，去掉皮，切成塊狀。

2 取適量的海蜇絲，泡在清水中洗乾淨。

3 將荸薺、海蜇絲一同放入砂鍋中。

4 加入適量水，煎成荸薺海蜇湯，即可飲用。

營養師 *point*

清熱、化痰、消積、開胃，
適合陰虛肺燥、痰熱咳
嗽、食積脹氣者食用。

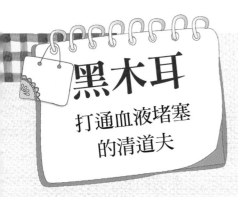

黑木耳
打通血液堵塞的清道夫

黑木耳什麼節氣吃最好？

白露 | 秋分 | 尚好 小雪

木耳潤肺止咳，適合白露、秋分和小雪時節食用。

寶島產地：全國皆有出產。
寶島產季：四季都可採收。
挑選祕訣：黑白分明，肉質厚。
四氣五味：性平，味甘，有小毒。

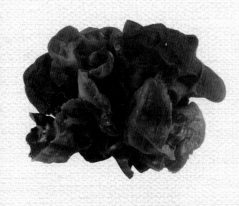

　　黑木耳富含膠質和植物城，具有促進呼吸道、消化道、泌尿道腺體分泌的功能，可把殘留在人體腔道內的灰塵、雜質及放射性物質吸附，集中起來排出體外，從而清胃、滌腸、排痰、防輻射。

　　黑木耳對膽結石、腎結石、膀胱結石、糞石等內源性異物也有比較顯著的化解功能，還能溶解無意中吃下的頭髮、穀殼、木渣、沙子、金屬屑……等等難以消化的異物，被譽為「人體清道夫」。

　　黑木耳蛋白質和礦物質豐富，特別是鐵元素含量極高，故常吃黑木耳能養血駐顏，令人肌膚紅潤，容光煥發，並可防治缺鐵性貧血。

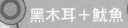 黑木耳＋竹筍　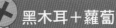 黑木耳＋魷魚　 黑木耳＋蘿蔔　 黑木耳＋田螺

此兩種好食材，都可以解毒潤腸、清熱潤燥，降胃火。

魷魚搭配著黑木耳，將有效地補血益氣、養顏美容。

蘿蔔與黑木耳並不是好的搭配，因為容易引起皮膚炎。

切忌將螺肉與黑木耳一起煮食，否則將引發食物中毒。

竹筍木耳湯

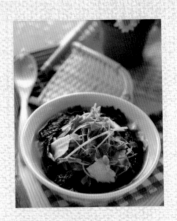

材料

竹筍	適量	生薑	3片
豌豆苗	50g	鹽巴	2匙
黑木耳	50g	白醋	適量
大蒜	3瓣	芝麻香油	適量
青蔥	3根		

作法

1. 蔥、薑、蒜切末備用；豌豆苗汆水備用。

2. 接下來，將竹筍清洗乾淨，切成一塊塊的滾刀塊狀。

3. 黑木耳用溫水泡開，以手撕成小朵。

4. 將所有的食材以水煮熟，加進適量鹽巴、醋、芝麻香油，即完成調味，可以享用。

 營養師 *point*

竹筍木耳湯可以補氣血、潤肺臟；具有清熱化痰、益氣和胃、利水、利尿、利便……等等功效。

木耳炒雞肝

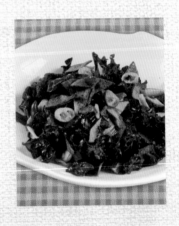

材料

雞肝	200g	鹽巴	適量
木耳	20g	生薑	適量
米酒	3cc		

作法

1. 將雞肝洗淨，切片；黑木耳泡發，洗淨，撕成小朵。

2. 在鍋中放一點油，油熱之後，丟進切碎的薑絲爆香。

3. 放入雞肝翻炒，接著將黑木耳一起放下去。

4. 在鍋中調入米酒、鹽巴，炒至食材熟透即可。

 營養師 *point*

木耳炒雞肝這道料理，具有益氣養血、養肝明目的功效，一般人均可食。

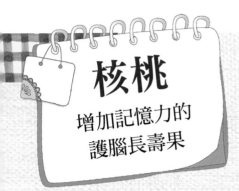

核桃
增加記憶力的
護腦長壽果

核桃什麼節氣吃最好？

尚好 小雪 | 大雪

核桃潤肺益腎，適合小雪和大雪時節食用。

寶島產地：多由國外進口。
寶島產季：10 ～ 12 月。
挑選祕訣：乾燥圓整，色澤乾淨。
四氣五味：性溫，味甘，無毒。

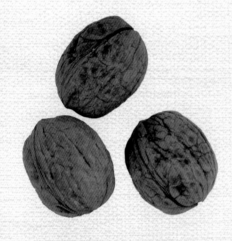

　　核桃仁富含油脂，尤其不飽和脂肪酸更高，兒童常吃可以提高記憶力，能夠去除附著於血管上的膽固醇，有潤澤肌膚、減緩衰老、預防動脈硬化的功效，還有潤腸作用，對腸燥便祕有效。

　　由於核桃含有多酚和脂多糖成分，有防輻射作用，因此常被用來製作宇航員的食品。此外，對於經常使用電腦者，常吃核桃也有助益。

　　胡桃肉，潤能生精，澀能止精，更益腎火，兼烏鬚髮，與杏仁、生薑一起研成膏，煉蜜丸成彈子般大，睡前吃一顆，對老人虛寒喘嗽有神奇改善效果。

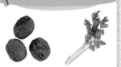
核桃＋芹菜

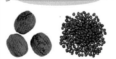
核桃＋紅豆

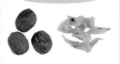
核桃＋百合

核桃＋白酒

如果芹菜加上核桃，是美容養顏，清熱除煩的好物。	紅豆與核桃同時間進食，可有效提高鐵質的吸收率。	想要潤肺益腎、止咳平喘，建議將核桃搭配百合。	白酒與核桃不要一起吃，否則會生痰、動火、咳血。

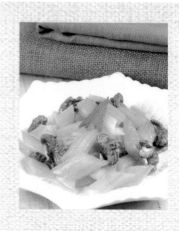

核桃仁炒芹菜

時令 Recipe

・・・・・・・・ 材料 ・・・・・・・・

核桃仁	60g	麻油	30g
芹菜	250g	鹽巴	3g

・・・・・・・・ 作法 ・・・・・・・・

1. 將核桃仁用開水泡2分鐘，撕去表皮。

2. 芹菜洗淨，切成約莫3公分長的段狀。

3. 炒鍋燒熱，倒入麻油，放入核桃仁翻炒至色黃。

4. 放入芹菜一起翻炒至熟，在起鍋以前，撒入鹽巴，拌炒均勻之後，裝入盤中，即可食用。

營養師 *point*

常食核桃仁炒芹菜，有助於抗衰老，適用於腎陽不足、頭痛、暴熱、水腫。

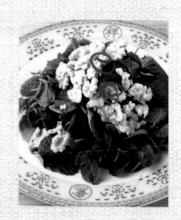

薄荷拌核桃仁

時令 Recipe

・・・・・・・・ 材料 ・・・・・・・・

薄荷	300g	紅辣椒	1條
核桃	400g	白糖	適量

・・・・・・・・ 作法 ・・・・・・・・

1. 取一鍋子，裝入水，置上火爐燒沸，接著熄火，並且放入核桃仁浸泡10分鐘，再用牙籤剔去皮膜。

2. 接著，我們把薄荷洗乾淨，瀝乾，裝盤，撒上白糖。

3. 辣椒去籽、去蒂，洗淨、切絲，用糖醃至入味即可。

4. 將辣椒與核桃仁一起放到薄荷上即可。

營養師 *point*

核桃與薄荷一起食用，降血壓、預防疾病、幫助腸胃消化吸收、解除疲勞。

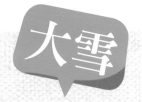

12月6日～12月8日 冷若雪團

在台灣，「大雪」與「小雪」的節氣名稱，都顯得有些名不副實，因為雪在平地幾乎是見不到的，想一睹「大雪紛飛」的景致，只有在海拔夠高的山區，並且於寒流來襲的低溫中，才可能有機會看到雪。

雖然無雪景可賞，亦明顯感受到大雪過後氣溫帶來的變化，此時一波波來襲的寒流，往往會引起全民大眾的關注。

因為寒流過境所造成的損耗是不容小覷的，它不僅會讓農作、漁獲蒙受寒害；感冒病毒的肆虐、皮膚表層的凍傷，都是因為嚴寒的氣溫所造成的，家中如果有年齡層較低的幼童，或者是機體抗病力較弱的老人家，都需要家庭成員幫忙，多加留意其保暖工作，才能避免各種疾病的發生。

此外，抵抗力較弱的病患，也容易在這個時節出現身體不適，甚至導致生命力低下，造成生命危險，所以，每當寒流來襲，人們千萬要注意溫度調節。

🍠 常見疾病

在天寒地凍的時節裡，行動容易變得遲緩，動作容易變得不便，人體的反射能力、反應能力已減退，再加上物體間的摩擦力變小，無論是居家爬樓梯，或者是外出腳踩濕滑地面，跌倒、摔跤的可能性都大大提升；不慎滑跤的當下，切勿急忙抓取物品、草率站起，最好先感覺一下身體的疼痛來源，如果已出現骨折，必須維持原狀勿隨意移動，等待救援，避免站起會造成更嚴重的斷裂；確認無骨折，慢慢站起後，再檢查是否有紅腫、瘀血或擦傷之處。

瘀青

瘀傷之後的3天以內，每隔數小時就用冰敷袋敷上15分鐘，緩解發炎與腫脹的現象；3天以後，則開始熱敷，加速血液循環，便可以加快傷處的復原，唯須注意溫度不可以過高，適度即可。此外，輕輕按摩瘀血處的周圍，幫助新陳代謝，但千萬不可以重壓、推揉瘀青處，否則只會讓瘀傷更嚴重。

骨折

無法站立、無法施力、局部紅腫、腫起大包、疼痛劇烈、傷處聽見咔嚓的響聲……等等，都可能是骨折的徵兆，傷患周圍的人可協助固定患部，等待救護人員到來，若沒有十足把握則勿輕易嘗試，亦可維持跌倒姿勢，等待救護車。

🧅 飲食原則

大雪時節，若想藉由食補來禦寒，可多吃洋蔥、蔥、薑、椒、茴香等調味品，它們具辛溫散寒的效果。此外，洋蔥這項食材本身含有前列腺素，能擴張血管，降低血液黏稠度，增加冠狀動脈血液流量，進一步調節血脂，預防血栓形成。

落花生的採收期

差不多在大雪時節左右，街頭攤車上堆滿如同小山丘的熱騰騰花生，冷颼颼的冬天裡，吃幾粒暖呼呼的落花生，對消化系統的健康也大有助益。

補充好的蛋白質

冬季食補，應供給身體富含蛋白質、易於消化的食物，魚肉、雞肉、牛肉、羊肉……等高蛋白食物，都是很好的選擇，可以提供身體熱量。

然而，高血壓、高血脂、高血糖等「三高」患者，食補前應先與醫師討論，如何在補充蛋白質的同時，不造成膽固醇的過量，找出合適的健康補冬品。

柑桔類水果大量上市

約莫是大雪節氣前後，就是柑桔類水果的豐收季節，例如：蜜桔、橘子、柳丁、柳橙，都是大雪時節的當家水果，適量地攝取，防治鼻炎，消痰止咳。

🍎 生活起居

大雪節氣後，大幅度降溫，有很多疾病的發生，都與不注重保暖關係很密切，除了要加上厚厚的冬衣之外，千萬別忘了雙腳，記得加上一雙厚棉襪、厚棉鞋，即便是半夜睡覺也不怕失溫。

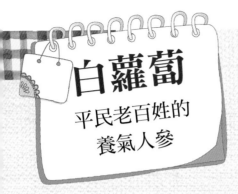

白蘿蔔
平民老百姓的養氣人參

白蘿蔔什麼節氣吃最好？

立冬 | 尚好 大雪 | 冬至

白蘿蔔最為健脾開胃，潤肺化痰，特別適合在立冬、大雪和冬至等時節中食用。

寶島產地：各地普遍栽培。
寶島產季：11 ～ 3 月。
挑選祕訣：富重量，根鬚少些。
四氣五味：性平，味甘辛，無毒。

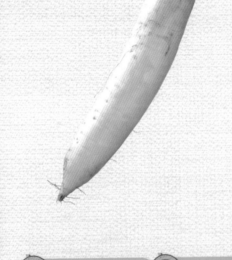

　　白蘿蔔是一種常見的蔬菜，生食熟食均可，其味略帶辛辣。內含芥子油、澱粉酶和粗纖維，具有促進消化，增強食慾，加快胃腸蠕動和止咳化痰的作用。

　　白蘿蔔的藥用價值頗大。近年來發現白蘿蔔有抗癌作用，白蘿蔔中的木質素可以提高巨噬細胞的活力，從而吞噬癌細胞，而且能分解致癌的亞硝胺。

　　白蘿蔔中的芥子油，能夠殺蟲防癌，促進新陳代謝，避免脂肪在皮下堆積，但芥子油有小毒，長期食用，可阻止人體生長發育和致甲狀腺腫大。

　　芥子油遇高溫易揮發，烹熟後就不用擔心中毒。

◎ 白蘿蔔＋牛肉	◎ 白蘿蔔＋雞肉	✖ 白蘿蔔＋梨子	✖ 白蘿蔔＋人參
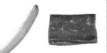	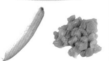	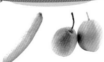	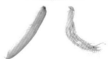
牛肉與白蘿蔔的搭配，具有健脾消食的神奇食療功效。	吃雞肉時，加上白蘿蔔，有利於營養素的消化吸收。	這一對組合，可以抑制甲狀腺，會導致甲狀腺腫大。	白蘿蔔雖為好食材，與人參一起吃卻會降低其藥效。

蘿蔔牛腩麵

材料

麵條	150g	紅蘿蔔	適量
牛腩湯	適量	青江菜	適量
白蘿蔔	60g	鹽巴	少許

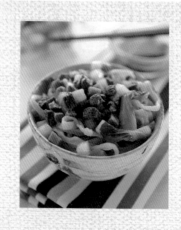

作法

1. 取適量白、紅蘿蔔，洗淨、去皮、切丁，備用。
2. 摘幾葉青江菜，沖乾淨，下熱水汆燙，取出。
3. 牛腩湯倒入鍋子裡面煮熱，放入白、紅蘿蔔，慢慢煮至所有的食材通通呈現熟透。
4. 將煮好的麵條與青江菜放置碗中，撈入湯料即可。

營養師 *point*

降低血脂、軟化血管、穩定血壓，預防冠心病、動脈硬化、膽石症等疾病。

蘿蔔豆腐湯

材料

白蘿蔔	200g	生薑	適量
豆腐	400g	鹽巴	2匙
青蔥	適量	白醋	適量

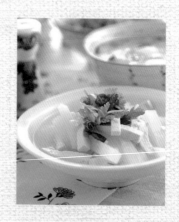

作法

1. 把蘿蔔洗淨，去皮切條放入沸水鍋中汆燙一下。
2. 把豆腐切成粗條狀；青蔥切末；薑片切末。
3. 炒鍋加油燒熱，放入蔥、薑熗鍋，隨即添湯，下蘿蔔條、豆腐條；用大火燒沸，直到蘿蔔熟透。
4. 加入鹽巴、蔥花、白醋，小火燉燒至入味。

營養師 *point*

健康無負擔的蘿蔔豆腐湯，可以促進消化，任何體質的人群均可食用。

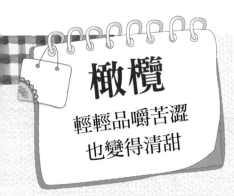

橄欖
輕輕品嚼苦澀
也變得清甜

橄欖什麼節氣吃最好?

小雪 | 尚好 大雪

在小雪和大雪時節,天氣通常較為乾燥,如果可以多吃一些橄欖,將有利於人體潤燥生津。

寶島產地:新竹。
寶島產季:10 ～ 11 月。
挑選祕訣:粒粒飽滿,乾燥有香氣。
四氣五味:性溫,味酸甘,無毒。

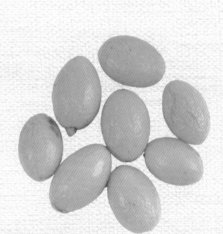

橄欖的食療價值很高。橄欖中含有大量鞣酸、揮發油、香樹脂醇等,具有潤喉、消炎、抗腫的作用,對咽喉腫痛、音啞、咳嗽有一定的輔助療效,並且能預防白喉、流感……等病症。

橄欖味道甘酸,含有大量水分及營養物質,能有效地補充人體的體液及所需營養。橄欖富含鈣、磷、鐵及維生素 C 等成分,能開胃,生津潤喉,除煩熱,很適於兒童、孕婦、體弱多病的中老年人。

此外,橄欖有一項特殊的功用,那就是可以幫助解酒毒,並安神定志,同時也可以解河豚、毒蕈之毒。

橄欖+烏梅	橄欖+生薑	橄欖+薄荷	✖ 橄欖+牛肉
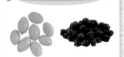		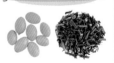	
兩者皆可潤肺利咽,特別適用於肺熱型慢性咽炎。	吃橄欖搭配些許生薑,可有效解表散寒、理氣和胃。	此二種食材一起吃可防治感冒,生津利咽、潤肺祛痰。	一般來說,牛肉與橄欖共食,容易會引起身體不適。

橄欖潤喉茶

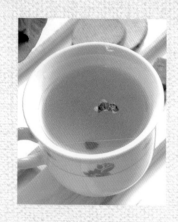

材料

橄欖	30g	綠茶	5g
澎大海	8g		

作法

1 將橄欖清洗乾淨之後，放入鍋中。

2 接著加入適量的清水，並且以大火煮沸。

3 將綠茶和澎大海放入鍋中，加蓋悶約 3 分鐘。

4 時間到了以後，取汁，即可飲用。

 營養師 *point*

常喝橄欖潤喉茶，對於喉嚨容易出狀況的人，能夠清熱解毒、利咽潤喉。

橄欖的祕密

傳說遠古的時候，上帝發現人類道德敗壞，無可救藥，於是決定用洪水把人類全部吞沒。只有品德最為良善的諾亞夫婦得到上帝垂憐，事先通知諾亞夫婦，準備好一隻方形大木船，備足乾糧和飲水，並將各種動物挑選一對載於船上。

洪水來了，諾亞夫婦乘坐方舟，在大洪水中漂流了 40 天以後，擱淺在高山上。為了探知大洪水是否退去，諾亞連續放了三次鴿子，鴿子銜回橄欖枝後，說明洪水已經退去，大地恢復生機了，一切都和平了，於是諾亞方才帶領動物們下船，開始新紀元。此後，橄欖枝就成為「和平」的代名詞，鴿子也被人們稱作「和平的使者」，並被人們稱為「和平鴿」。

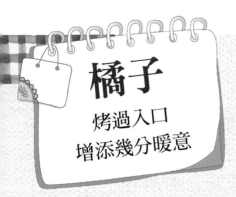

橘子
烤過入口
增添幾分暖意

橘子什麼節氣吃最好？

小雪│尚好 大雪

橘子酸溫益胃，適合小雪和大雪時節食用。

寶島產地：台北、新竹、苗栗、台中、雲嘉南。
寶島產季：10 ～ 4 月。
挑選祕訣：手感較重，皮較薄。
四氣五味：性溫，味甘酸，無毒。

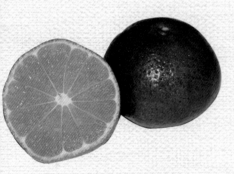

　　橘子的全是都是寶，其中維生素 C、維生素 A 和維生素 B₁ 的含量高居水果之冠，常吃橘子，可以有效地預防壞血病及夜盲症。橘的皮、核絡都是有名的中藥，橘皮入藥，以陳者為佳，故又名陳皮。橘皮刺激食慾，促使消化液分泌與排除腸內積氣，嬰幼兒、孕婦及老人都適宜食用，冠心病人可以多吃。

　　橘絡為橘瓣上的筋膜，內含一種名為蘆丁的維生素，能使人的血管保持正常的彈性，降低血管壁脆性，防止毛細血管滲血；預防高血壓患者發生腦出血、糖尿病人發生視網膜出血；凡平時有出血傾向的人，尤其是有動脈血管硬化的中老年人，應常食橘絡。

 橘子＋蜂蜜  **橘子＋螃蟹** **橘子＋白蘿蔔** **橘子＋牛奶**

橘子特別適合與蜂蜜一起吃，可大幅提升營養價值。

吃了螃蟹，並不適合再食橘子，否則易引發中毒現象。

白蘿蔔與橘子在太近的時間進食，會誘發甲狀腺腫。

食用橘子不要搭配牛奶，將引起腹脹、腹痛、腹瀉。

橘子薑蜜汁

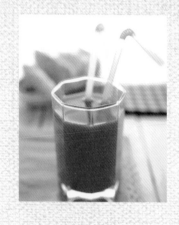

••••••••••••• 材料 •••••••••••••

橘子............................150g　　蜂蜜............................15g
生薑............................10g

••••••••••••• 作法 •••••••••••••

1️⃣ 將橘子剝皮，撕成小塊，放入榨汁機內榨成汁。

2️⃣ 把老薑切成片狀，並且拍扁之後，加入水煮沸，接下來，我們將其放著等待溫度稍降。

3️⃣ 在榨好的橘子汁中，加入剛剛煮過薑片的溫水。

4️⃣ 依照個人喜愛的甜度，再加入適量蜂蜜，拌勻即可。

營養師 point

橘子含有豐富的維生素C，有降低血脂和膽固醇的作用，所以冠心病、血脂高的人可多喝本飲品。

橘皮竹茹茶

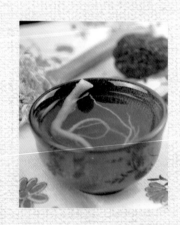

••••••••••••• 材料 •••••••••••••

橘皮............................12g　　紅棗............................5 枚
甘草............................10g　　生薑............................4 片
人參............................5g

••••••••••••• 作法 •••••••••••••

1️⃣ 將橘皮、甘草、人參研磨成粗末，備用。

2️⃣ 用紗布將研磨好的綜合藥末包入。

3️⃣ 將茶包置入容器，接著加進紅棗、生薑。

4️⃣ 最後，倒進沸水，沖泡大約 15 分鐘即可飲用。

營養師 point

本茶具有補胃虛、清胃熱、暖活人體的功效，對於治療胃虛而引起的咳嗽、乾嘔，可緩解。

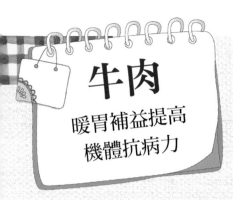

牛肉
暖胃補益提高機體抗病力

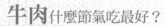

尚好 大雪

牛肉益氣養血、健脾暖胃，特別適合大雪時節食用。

寶島產地：彰化、雲林、臺南、屏東、金門。
寶島產季：全年皆可飼養。
挑選祕訣：無黏絲、無異味。
四氣五味：性平，味甘，無毒。

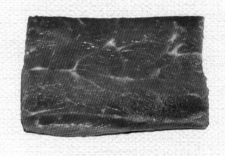

　　牛肉蛋白質含量豐富，氨基酸組成更符合人體需要。經常食用牛肉，可增強機體抵抗力，尤適於術後、病後體弱者恢復體力，牛肉是冬季補養佳品。

　　同時，牛肉也是健美運動員的最佳食材，因為牛肉富含氨基酸和肉毒城，可以有效補充肌肉所需的能量，促進蛋白質的合成，促進肌肉生長和增強肌肉力量，因此牛肉也有「動物黃芪」的美譽。

　　此外，牛肉可以消水腫、除濕氣，安中益氣，除此之外能夠養脾胃，補虛，令人強筋骨、壯健。

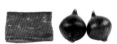 牛肉＋洋蔥

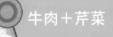 牛肉＋芹菜

牛肉＋芋頭

 牛肉＋栗子

洋蔥炒牛肉可達到滋補氣血、補肝養腎等強身之效。

芹菜搭配牛肉一起共食，不僅能降壓，還可以利尿。

芋頭是牛肉的絕佳拍檔，能夠健脾、益氣、通便。

栗子應該避免與牛肉做搭配，否則營養價值會降低。

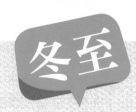

冬至

12月21日～12月23日 陰陽交替

在台灣，可以聽到一句俚語是「冬至大如年」，除了農曆新年以外，冬至節氣也可被看作是寒冷冬季當中最重要的傳統節日。

冬至是全年之中夜晚最為漫長的一日，雖然這天的陰寒性質很強烈，但只要度過冬至，亦代表陽氣會逐漸取代陰氣，帶來溫暖與光明，它是「陰極之至」，同時也是「陽氣始至」，所以又有「冬至一陽生」的說法。

由於氣候上的冷暖交替，冬至也是農務、農耕的轉捩點，更是人體養生重要的關鍵日子，在台灣民間傳統習俗中，冬至到來時，除了祭拜祖先、祭祀地基主，最重要的就是吃「湯圓」應景，趁此時機進補。

在台灣，冬至又稱為「冬節」，所以冬至的湯圓俗稱「冬節圓」。

吃湯圓，是象徵闔家團圓、凡事圓滿之意，也具有「取圓以達陽氣」的意義，其中有紅色、白色兩種湯圓，即意謂著陰陽交接。

冬至時節，也是聖誕節來臨之前，街上盡是璀璨浪漫的聖誕樹，再加上紅通通的聖誕紅來點綴，為寒冷的冬日增添幾分暖意。

🧄 常見疾病

胃食道逆流

湯圓是一種糯米製品，加上包有花生、芝麻等內餡，對人體來說，屬於較難以消化的食物，吃下肚之後，會在胃食道裡停留比較長的時間，並且會改變腸胃道黏膜的正常分泌，容易讓原來罹患胃食道逆流的民眾症狀更加劇。

胃食道逆流，指的是胃酸向上逆流到食道，造成明顯灼熱感，老一輩的爺爺奶奶又將其俗稱為「火燒心」，此現象不限年齡都有可能會發生，一般來說，簡單調整生活作息及飲食習慣即可消除它。

🧅 飲食原則

　　湯圓、八寶粥，都是冬至時節受到廣大群眾歡迎的食品，也有人會將兩者混在一起煮，煮成「綜合湯圓八寶粥」。倘若能夠節制地品嚐，並且慎選其中食材，不僅可完成冬日進補的目的，還能夠達到食療養生的作用。

吃湯圓控制熱量

　　本身不好消化的糯米湯圓，除了腸胃功能差的人少吃，其實它也暗藏著熱量的陷阱，雖然表面上看起來這般清淡，實際上湯圓所含的卡路里並不低。品嚐湯圓時，建議稍加留意份量與烹煮方式，建議採用蒸熟、煮湯，避免油炸，以免增加熱量，只要懂得節制，便可以在享受美味之餘亦不怕發胖。

養生八寶粥

　　食粥可健脾溫胃，而熱騰騰的八寶粥最適合冬至，既符合飲食溫熱的原則，可以發揮禦寒作用，如果選擇具有滋陰作用的食材，也正好可以對抗冬季的乾燥。煮粥的食材上，建議選用薏仁、大棗、核桃、花生、雞肉、羊肉、糯米、桂圓、山藥、銀耳，都屬於溫熱、平和，搭配在一起煮成核桃羊肉粥、雞肉糯米粥、紅棗小米粥、山藥銀耳粥……等粥品，對於健脾胃相當有幫助。

🧅 生活起居

　　冬至時，氣溫已經很低，外出時，如果將頭顱暴露在寒冷空氣中，會使得腦部血管緊縮，引起頭痛、心痛，以及身上各種不適的症狀，體質較虛弱的老人和小孩，最好隨身配戴一頂保暖的毛帽，擋住外來的寒冷侵襲。

　　除此之外，後背與五臟六腑相連，若受到寒空氣襲擊，也會引起腰酸背疼、頸椎痛、腰椎痛……等不適，建議出門在外一定要加件厚的羽絨外套或羽絨背心，對暖背都有益處。

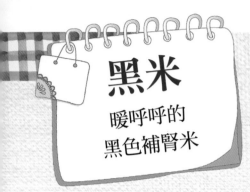

黑米
暖呼呼的黑色補腎米

黑米什麼節氣吃最好？

大雪 | 尚好 冬至 | 小寒

黑米滋陰補腎，適合大雪、冬至、小寒時節食用。

寶島產地：各地零星栽培。
寶島產季：全年皆可出產。
挑選祕訣：均勻，不含雜質，有清香味。
四氣五味：性平，味甘，無毒。

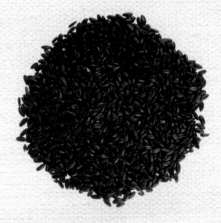

　　黑米的營養價值高，它能明顯提高人體血色素和血紅蛋白的含量，有利於心血管系統的健康，有利於兒童骨骼和大腦的發育，並可促進產婦、病後體虛者的康復，對頭昏目眩、腰酸膝軟、夜盲耳鳴、四肢乏力的老人也有益。長期食用黑米可延年益壽，因此黑米又被稱為「藥米」、「長壽米」和「補血米」，其滋養補益作用堪稱「米中之王」。

　　黑米所含營養成分多聚集在黑色皮層，其皮層中含有花青素色素，這種色素本身具有很強的抗衰老作用，因此黑米不宜精加工，而且黑米不易煮爛，應先浸泡一夜再煮，消化不良的人不宜多食。

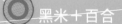 黑米＋白米　　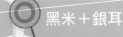 黑米＋百合　　黑米＋銀耳　　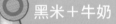 黑米＋牛奶

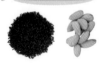

開胃益中、緩脾明目，鬚髮早白、產後體虛者可多吃。

尤其對失眠者有益，可以養血滋陰，寧心安神。

黑米搭配上銀耳，不僅可滋陰潤燥，還可潤肺補腎。

吃黑米，喝牛奶，益氣、養血、生津、健脾胃。

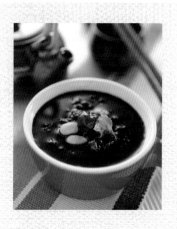

黑米粥

材料

牛奶.........................200g　　白糖.........................適量
黑米.........................100g

作法

① 將黑米淘洗乾淨之後，把黑米放入鍋中。

② 加入適量的水淹過黑米，浸泡 3 小時左右。

③ 將泡好的黑米，用中火熬煮，一直煮至粥快熟。

④ 最後，倒進適量的牛奶、白糖，煮熟，即可食用。

營養師 point

黑米粥滋陰補腎，健脾暖胃，適合中老年人、婦女產後和病後康復者食用。

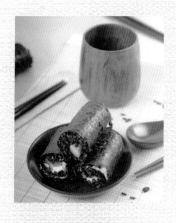

黑米壽司

材料

黑米.........................200g　　白糖.........................適量
白米.........................200g　　鹽巴.........................適量
白醋.........................適量

作法

① 將白米和黑米加在一起，用清水淘洗乾淨。

② 將白米、黑米按照 1：1 的比例煮成米飯。

③ 根據個人的口味加白醋、糖、鹽等調味料拌勻。

④ 用模具調整米飯形狀，做成壽司，即可食用。

營養師 point

黑米壽司可以開胃益中、緩脾明目，建議鬚髮早白、產後體虛者可多食。

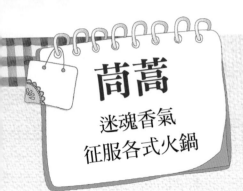

茼蒿
迷魂香氣
征服各式火鍋

茼蒿什麼節氣吃最好？

大雪 | 尚好 冬至 | 小寒

茼蒿養心潤肺，適合大雪、冬至和小寒時節食用。

寶島產地：台北、彰化、雲林。
寶島產季：11～3月。
挑選祕訣：葉片翠綠，香氣四溢。
四氣五味：性溫，味辛甘，無毒。

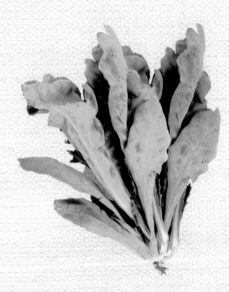

　　茼蒿氣味芬芳，纖維細嫩，容易消化吸收，有助於寬中理氣，消食開胃，增加食慾，並且其所含粗纖維有助腸道蠕動，促進排便，達到通腑利腸的目的，對兒童發育成長和老年人胃腸吸收不良者有益。

　　茼蒿中含有的營養豐富，它富含氨基酸、膽鹼、維生素、胡蘿蔔素和精油，所以能夠穩定情緒，增強記憶力，降低血壓和消痰開鬱。

　　茼蒿中的鈉、鉀等礦物鹽，能夠調節體內的水液代謝，通利小便，消除水腫。

　　另外，茼蒿的含鐵量較高，對防治貧血有一定幫助。但茼蒿氣濁助火，一次不宜吃得過多。

茼蒿＋葡萄	茼蒿＋豬心	茼蒿＋冰糖	茼蒿＋豬肉
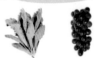	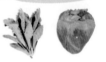	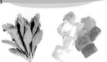	
有效緩解腰酸、肩酸，改善電腦工作所引起的視疲勞。	豬心搭配茼蒿一起食用，能夠開胃健脾，降壓補腦。	熱咳、濃痰的病患，可以將茼蒿加冰糖，具療效。	兩者同食，茼蒿與豬肉的營養價值都可以得到提升。

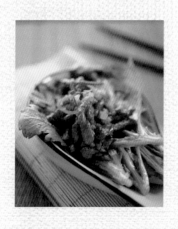

時令
Recipe

茼蒿炒肉絲

········· 材料 ·········

茼蒿	500g	紅辣椒	15g
豬肉	180g	醬油	10g
大蒜	10g	麵粉	5g

········· 作法 ·········

1 茼蒿洗淨摘好；大蒜搗成蒜茸；紅椒去籽切成絲。

2 豬肉切絲，加入調味料，醃製約莫 15 分鐘。

3 將豬肉下油鍋炸，撈起；爆香蒜茸，下茼蒿炒至軟。

4 肉絲回鍋，炒勻後置於盤上，加入紅椒絲，上桌。

營養師 *point*

茼蒿與豬肉炒食，具有開胃、健脾、降壓、補腦的功效；一般人均可食。

茼蒿的祕密

　　茼蒿既是一種佳蔬，又是一味良藥，是冬天吃火鍋必放的蔬菜。它在古代屬於宮廷佳肴，是專門獻給皇帝食用的貢品，所以，有另外幾個名字叫作「皇帝菜」、「貢菜」。此外，它的花開起來很像野菊，所以又名「菊花菜」。

　　茼蒿即使經過陽光的曝曬，或者是經過水來浸泡，口感都依舊是不變地鮮嫩爽脆；唯一需要注意的是，茼蒿中獨特的芳香精油成分，遇上高溫最容易揮發，所以烹調的時候，應該以大火快炒最為適宜。

　　取茼蒿 250 克，每天煮食，可治口臭、便祕。取茼蒿 250 克，切碎絞汁，每天早晚用溫開水沖服，可治肝熱、頭暈、目眩、心煩不安。

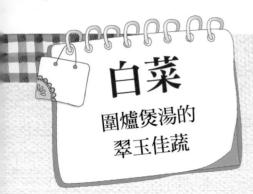

白菜
圍爐煲湯的翠玉佳蔬

白菜什麼節氣吃最好？

立冬 | 大雪 | 尚好 冬至

白菜益胃生津，適合立冬、大雪和冬至時節食用。

寶島產地：台灣中南部及山區。
寶島產季：11 ～ 5 月。
挑選祕訣：纖維細，葉片完整。
四氣五味：性微寒，味甘，無毒。

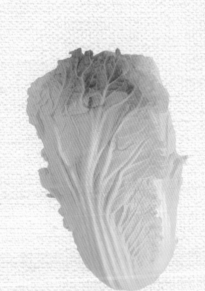

大白菜營養價值較高，民間有「百菜不如白菜」的說法。冬天天氣乾燥，多吃白菜，有滋陰潤燥、護膚養顏的作用。白菜甘甜味淡，熱量也較低，一般有「冬日白菜美如筍」之說，中老年人和肥胖者，多吃白菜還可以減肥。白菜子可解酒，對於酒醉不醒者，可用白菜子研末調服。

吃白菜可防癌，因為白菜中的微量元素，能輔助分解同乳腺癌相關的雌激素。白菜中還含有微量的鉬，可抑制人體內亞硝酸胺的生成，豐富的纖維素則能達到潤腸通便、促進排毒的作用。

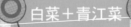 白菜＋羊肉　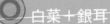 白菜＋青江菜　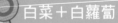 白菜＋銀耳　　百菜＋白蘿蔔

　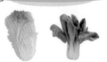　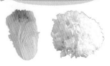　

白菜＋羊肉	白菜＋青江菜	白菜＋銀耳	百菜＋白蘿蔔
羊肉與白菜是很好的搭配食材，營養價值將會提高。	兩種菜可增強胃動力，加快腸胃蠕動，預防便祕。	銀耳搭配白菜一起吃，能夠明目，更能防治白內障。	將此二種食材榨成汁飲用，可以進一步治療煤氣中毒。

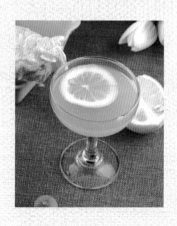

蘋果白菜檸檬汁

材料

白菜	100g	檸檬	半顆
蘋果	1 顆	白糖	適量

作法

1. 首先，將蘋果洗淨，去核，切塊；白菜接著洗淨，捲成捲；而檸檬則是連皮用刀子切成 3 塊。

2. 把帶皮的檸檬用榨汁機壓榨成檸檬汁。

3. 接著，依序再放入白菜和蘋果，陸續壓榨成汁。

4. 根據個人喜好的口味，可以再放入適量的白糖調味。

營養師 point

蘋果白菜檸檬汁特別適合咽喉發炎者飲用，此外也適合肺熱咳嗽，可以有效地益胃生津，除煩。

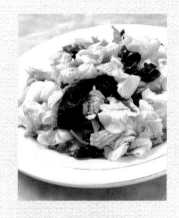

白菜拌木耳

材料

木耳	15g	醬油	適量
白菜葉	100g	醋	適量
青椒	1 顆	辣椒油	適量
紅椒	1 顆	香油	適量
鹽巴	適量		

作法

1. 木耳浸泡水；白菜葉切成塊；青椒、紅椒切塊。

2. 將木耳丟入燒開的水中汆燙熟，過涼，去蒂切小塊。

3. 將所有調味料倒入碗中，攪拌均勻，調成味汁。

4. 將木耳、白菜、青椒、紅椒通通放入盤中，並且將已經調好的調味汁淋入，用湯匙攪勻即可。

營養師 point

白菜拌木耳這一道料理，通利腸胃，清血解毒；所以最適用於肥胖人群。

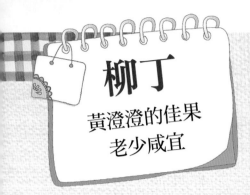

柳丁
黃澄澄的佳果
老少咸宜

柳丁 什麼節氣吃最好？

尚好 冬至｜小寒

因為柳丁生津止渴，所以適合冬至和小寒時節。

寶島產地：南投、雲林、嘉義、台南。
寶島產季：12～2月。
挑選祕訣：扎實沈重，果皮細緻。
四氣五味：性涼，味甘酸，無毒。

柳丁中含量豐富的維生素C、P，能增加機體抵抗力，增加毛細血管的彈性，降低血中膽固醇，高血脂、高血壓和動脈硬化者常食柳丁有益。

柳丁所含纖維素和果膠物質，可促進腸道蠕動，有利於清腸通便，排除體內有害物質。

柳丁汁可解油膩、消積食，止渴醒酒，緩解準媽媽們的妊娠嘔吐，以及飲食積滯而引起的嘔吐。

柳丁皮性味甘苦而溫，止咳化痰功效勝過陳皮，是治療感冒咳嗽、食慾不振、胸腹脹痛的良藥，此外，柳丁皮煉出的油，對慢性支氣管炎有療效。

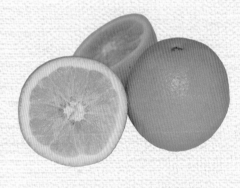

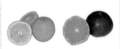 柳丁＋橘子	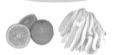 柳丁＋奶油	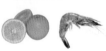 柳丁＋蝦子	柳丁＋牛奶
多吃兩種水果，營養價值高，增強免疫力，防感冒。	吃奶油時，搭配柳丁，可降低人體對膽固醇的吸收。	蝦肉富含鈣質，與柳丁同食易刺激胃部，出現嘔吐。	牛奶的蛋白質遇到柳丁果酸會凝固，影響消化吸收。

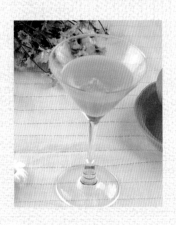

柳橙檸檬蜜汁

········· 材料 ·········

柳丁.....................2 顆　　蜂蜜.....................適量
檸檬.....................1 顆

········· 作法 ·········

1 將柳橙洗淨，切半，用榨汁機榨成汁，倒出。

2 第二個步驟，把檸檬放入榨汁機中，也榨成汁。

3 最後，將柳橙汁與檸檬汁充分的混合在一塊。

4 加入適量的蜂蜜，依個人喜好調配，拌勻即可。

營養師 _point_

酸甜開胃的飲品，可美白
護膚，最適合食慾不振、
胃熱嘔吐、腸燥者食用。

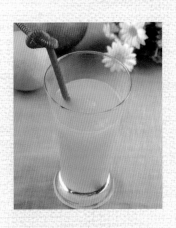

南瓜柳橙汁

········· 材料 ·········

柳橙.....................100g　　水.....................200cc
南瓜.....................200g

········· 作法 ·········

1 將柳橙洗淨，切半，用榨汁機榨成汁，倒出。

2 運用刀子與削皮器，削去南瓜的皮，除去裡頭的籽。

3 把南瓜放入鍋中，蒸煮至熟透，切成小塊狀。

4 將南瓜、柳橙和水放入攪拌機中攪勻，即成。

營養師 _point_

做法簡單的南瓜柳橙汁，
不僅甘甜爽口，並且營養
豐富；糖尿病和高血壓患
者都可以多多飲用。

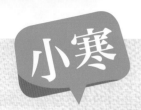

1月5日～1月7日 寒邪入侵

在台灣某些地區，小寒節氣的氣溫是一年當中最低溫的，所以有「小寒勝大寒」之說；小寒時節，冷風颼颼，尤其台灣北部、西部濱海地區更是寒風砭骨，這是時序的正常現象，此時，農作物發生低溫寒害的機會很高。

根據歷史氣象觀測資料，小寒期間、大寒期間是台灣最為寒冷的時節，必須密切關注是否有寒流來襲，隨時增添保暖衣物，否則氣溫驟降易造成心血管疾病發作，老人、遊民、病患因為捱不過冷空氣而猝死的新聞時有所聞。

綜觀以上各點，「保暖」可以說是小寒節氣中最重要的課題。

注意保暖工作，特別是戶外工作者、體弱多病者、年幼孩童、獨居老者……等，都需要身邊親朋好友多多關懷與照顧。

常見疾病

燙傷

冬季為了取暖，家家戶戶的電暖爐、電熱毯、熱水器、日式暖桌紛紛出籠，洗熱水澡時，也會沖水沖上老半天，捨不得離開熱水；結果因為低估了溫度，紛紛導致皮膚燒燙燙的意外，輕則微微泛紅、紅腫疼痛而已，嚴重者甚至會被燙出水泡、燙至脫皮，形成燙傷的現象。

這一種冬季取暖時發生的燙傷，稱為「低溫燙傷」，指的是皮膚長時間接觸高於體溫（37℃）的低熱物體而造成的燙傷。如果燙傷部位在四肢末端，因為血液供應較差，傷口不容易癒合，未妥善處理容易潰爛。

飲食原則

冬日養生，特別強調的一點是「養腎防寒」，要補血、補氣、補陰、補陽；小寒時節，最適合吃些高蛋白質的食物。

哪些食物是為高蛋白食品呢？蛋類食物是高蛋白食物的個中翹楚，無論是雞蛋、鴨蛋還是鵪鶉蛋，其中蛋黃中所含有的蛋白質都略高於蛋白；此外，舉凡是奶類的製品，像牛奶、羊奶、馬奶等這些牲畜的奶，都含有大量的蛋白質，其中以牛奶中的含量最為豐富；又例如起司、乳酪，都屬於奶製品。

食物多樣化

越是寒冷的日子裡，我們通常越偏好吃高糖、高脂和高蛋白的食物，忘記適量補充雜糧、蔬菜、瓜類、水果；這會導致人體容易缺乏鐵質、纖維質、維生素、礦物質，因而罹患貧血、便祕、口角炎、牙齦出血等症狀。

務必時時刻刻提醒自己與身邊的人，一年四季的飲食都應該以多樣化為原則，才能均衡地攝取所需營養素，精粗搭配，葷素兼吃是為最佳飲食習慣。

酌量吃辛辣

小寒時節，也是陰邪旺盛的時期，雖然過量的辛辣食物有礙健康，但是從飲食養生的角度來講，如果適度地在飲食中添加一些辛香料，可以溫補身體，並有助於血管擴張，進而促進循環與代謝，防禦寒冷氣候對人體的侵襲。

🍎 生活起居

有人說，小寒是一年之中最寒冷的節氣，此時節的生活作息宜採「早睡、晚起」，這是為了等待日光探出頭再起床，此舉將有利於陽氣的潛藏、陰精的積蓄，所以對於人體健康較為有利。

此外，醒來之後避免立刻爬起，應該繼續待在床上，給自己 2 ～ 3 分鐘的緩衝，伸伸懶腰、吸吐幾次之後，再慢慢下床。

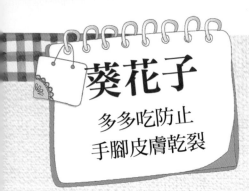

葵花子
多多吃防止手腳皮膚乾裂

葵花子什麼節氣吃最好？

大雪｜冬至｜ 尚好 小寒

葵花籽溫陽健腦，適合大雪、冬至和小寒時節食用。

寶島產地：桃園、嘉義、台南、高雄、屏東。
寶島產季：9 ～ 11 月。
挑選祕訣：顆粒飽滿，無異味。
四氣五味：性平，味甘，無毒。

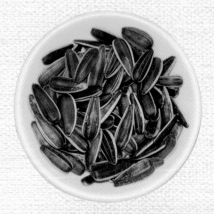

　　冬季是心腦血管疾病的高發季節，而葵花子中富含不飽和脂肪酸，能降低人體的血液膽固醇水平，有助於保護心血管健康，防治高血壓、動脈硬化等心腦血管疾病。同時葵花子熱量也較高，鉀、鈣、磷、鐵、鎂等礦物質含量豐富，可以抵擋寒冷的氣候，體質虛寒、怕冷的女性可以適當多吃。

　　葵花子富含精氨酸和維生素 E，能治療抑鬱症、神經衰弱、失眠症，還能增強人的記憶力。維生素 E 屬於抗氧化劑，有助於維持神經、皮膚的正常功能，防止手足裂和色斑生成，延緩皺紋形成。因此，葵花子是冬季溫陽益智的開心食品。

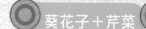 葵花子＋芹菜　 葵花子＋黑豆　 葵花子＋雞肉　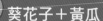 葵花子＋黃瓜

| 高血壓患者長時間吃這兩種食材，有穩定病情之效。 | 黑豆搭配著葵花子一起食用，將溫陽益腎、健腦益智。 | 雞肉與葵花子，兩者如果同食，可以提高營養價值。 | 此兩種食材雖好，共食卻容易導致人體腹瀉，不宜。 |

254

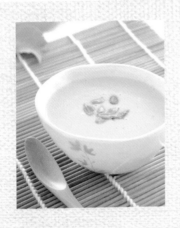

葵花子黑豆漿

.... 材料 ....

葵花子.....................15g   白糖.....................適量
黑豆.....................50g

.... 作法 ....

1 首先將黑豆清洗乾淨之後，用水泡一陣子。

2 接下來，把另一個食材葵花子，同樣沖洗乾淨。

3 泡好的黑豆和葵花籽一同放入豆漿機，加入適量清水（約莫為 1000cc 左右），用豆漿機來製成豆漿。

4 根據個人喜好，放入適量的白糖，即可飲用。

營養師 *point*

可以溫陽、益腎、健腦、益智，所以適合學生、老人和腦力工作者食用。

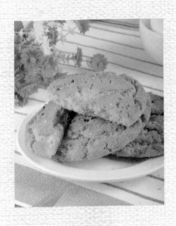

 時令 Recipe

葵瓜子酥

.... 材料 ....

低筋麵粉.....................30g   雞蛋.....................2 顆
白糖.....................60g   葵瓜子仁.................100g

.... 作法 ....

1 將雞蛋打入碗中，攪拌均勻，加入白糖。

2 先將白糖打散，過篩倒入麵粉，接著加入瓜子仁。

3 用勺子均勻舀在烤盤上，同時將烤箱以 150 度預熱。

4 用烤箱烤上大約 8 分鐘左右，取出稍微退熱即可。

營養師 *point*

葵瓜子酥不僅可以潤燥，還可以增強免疫力、護眼明目、健腦益智。

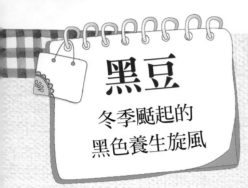

黑豆
冬季颳起的黑色養生旋風

黑豆什麼節氣吃最好？

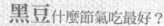

尚好 小寒｜大寒

黑豆益腎，祛風，適合小寒和大寒時節食用。

寶島產地：嘉義、台南、屏東、花蓮。
寶島產季：全年度培育作物。
挑選祕訣：大小不一致為佳。
四氣五味：性平，味甘，無毒。

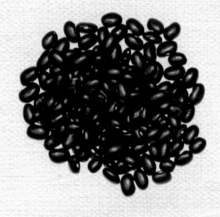

黑豆是「腎之豆」，黑屬水，入腎，腎為先天之本，人的衰老往往從腎開始，因此常吃黑豆能抗衰老、健腦益智、烏髮養顏，《本草綱目》記載：「李守愚每晨水吞黑豆二七枚，謂之五臟穀，到老不衰。」

黑豆除了補腎外，它還健脾，常吃黑豆，能促進骨髓組織的生長，刺激造血功能，增強人體活力，消除水腫，對病後體虛或慢性病引起的浮腫、貧血有效。黑豆高蛋白、低熱量，不含膽固醇，其中的異黃酮有雌激素樣作用，所含花青素，可以防止脂肪吸收，促進脂肪排出體外。因此，多吃黑豆，是特別適合女性減肥和美體養顏的方式。

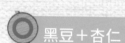
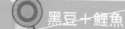
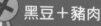
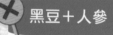

黑豆＋杏仁	黑豆＋鯉魚	黑豆＋豬肉	黑豆＋人參

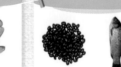

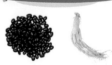

兩種食材可以利下水氣，潤肺潤腎，營養更加全面。

鯉魚與黑豆共食，可滋陰補腎、祛濕利水、消腫下氣。

吃豬肉的前後，進食黑豆，會引起腹脹、腹痛的症狀。

人參的藥效遇上黑豆會打折扣，因此不建議一起吃。

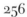

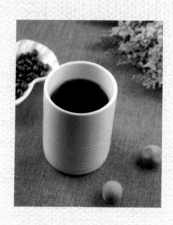

黑豆桂圓湯

材料

黑豆	30g	紅棗	5g
糙米	30g	白糖	適量
桂圓	15g		

作法

1. 紅棗洗淨，切開之後，去除棗核。

2. 黑豆、糙米分別淘洗乾淨，泡水備用。

3. 黑豆和糙米，與紅棗、桂圓一起加入 1000cc 的水。

4. 煮滾之後，再以小火煮上約莫 30 分鐘，然後用濾網濾出湯汁，加入白糖，當作茶品來飲用。

營養師 *point*

健脾補腎的黑豆桂圓湯，具有養血效用；特別適合貧血患者多多來飲用。

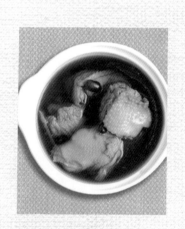

巴戟天黑豆雞湯

材料

黑豆	100g	鹽巴	適量
巴戟天	15g	黑胡椒粒	適量
雞腿	2 隻		

作法

1. 將雞腿洗淨、剁塊，放入沸水中汆燙，去除血水。

2. 黑豆洗乾淨與雞腿、巴戟天、胡椒粒一起放入鍋中。

3. 加水至蓋過所有材料，用大火煮開，再轉成小火。

4. 繼續燉約 40 分鐘左右，快熟時，加入調味料即成。

營養師 *point*

溫陽益腎的巴戟天黑豆雞湯，可以健脾利水；適合病後體虛和產後虛寒者。

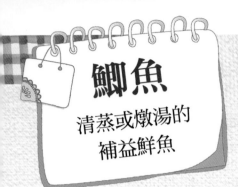

鯽魚
清蒸或燉湯的補益鮮魚

鯽魚什麼節氣吃最好？

冬至 | 尚好 小寒 | 大寒

鯽魚健脾利濕，適合冬至、小寒和大寒時節食用。

寶島產地：各地均有分布。
寶島產季：常年均可捕獲。
挑選祕訣：鱗片、鰭條完整，健壯。
四氣五味：性平，味甘，無毒。

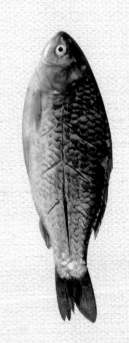

鯽魚肉嫩味鮮，營養豐富，易於消化吸收，尤其適於做湯，鯽魚湯不但味香湯鮮，而且具有較強的滋補作用，常食可增強抗病能力。

鯽魚是一種非常適合中老年人和病後虛弱者食用的食材，肝炎、腎炎、高血壓、心臟病、糖尿病、水腫、哮喘、慢性支氣管炎患者……等，都可經常食用。產後婦女燉食鯽魚湯，則可補虛通乳。

鯽魚有全面而優質的蛋白質，可強化肌膚的彈力，對壓力，睡眠不足等因素導致的早期皺紋，有顯著的改善功效，女性希望美容抗皺可以多吃。

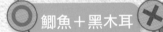 鯽魚＋黑木耳　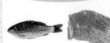 鯽魚＋豬肉　 鯽魚＋山藥　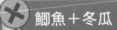 鯽魚＋冬瓜

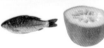

| 黑木耳加上鯽魚，最能夠補充核酸，進而抗老化。 | 這二種肉品最好不要一起食用，因為會造成腸胃不適。 | 鯽魚很好，山藥亦好，然而同食的營養價值降低。 | 此兩種食材不宜共食，否則尿量增加，易引起脫水。 |

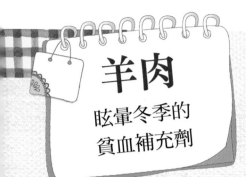

羊肉

眩暈冬季的貧血補充劑

羊肉什麼節氣吃最好？

冬至｜尚好｜小寒

羊肉溫中補虛、驅寒益腎，適合冬至、小寒食用。

寶島產地：多數仰賴進口。
寶島產季：整年都可採購。
挑選祕訣：鮮紅色肉品為佳。
四氣五味：性溫，味甘，無毒。

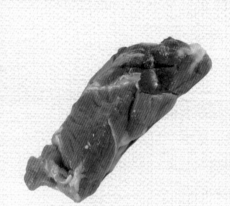

在冬季，人體的陽氣潛藏，身體容易出現手足冰冷，氣血循環不暢的情況。羊肉甘溫大熱，既能禦風寒，又可補虛損，《本草綱目》中說：「羊肉能暖中補虛，補中益氣，開胃健身，益腎氣，養膽明目，治虛勞寒冷，五勞七傷。」最適宜於冬季食用。

冬天常吃羊肉，一方面可以促進血液循環，增加人體熱量，另一方面由於其營養豐富，對於虛寒症有很大的裨益，比如容易出現手腳冰冷、臉色蒼白的美女可以多吃點羊肉。但是，舉凡是有高血壓、發燒感染、體質偏熱的朋友，最好少食用羊肉。

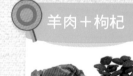

羊肉＋枸杞

羊肉＋茄子

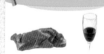

羊肉＋紅酒

羊肉＋醋

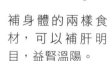

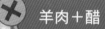

補身體的兩樣食材，可以補肝明目，益腎溫陽。

如果希望預防心血管疾病，建議多吃茄子搭配羊肉。

吃羊肉的時候千萬不要喝紅酒，否則會造成人體中毒。

與醋同食，會降低羊肉的營養價值，並且會傷心臟。

1月19日～1月21日 養精蓄銳

台灣有句俗諺：「大寒小寒，冷成冰團。」從字面上便可略猜測其意思，也就是形容「小寒」與「大寒」時節的冷酷氣候。在台灣，「小寒」與「大寒」何者更冷，視地區而有所不同，中部、南部的最低溫度，經常出現在「小寒」時節，而東部、北部則通常就屬「大寒」最寒冷。

對於農業族群來說，大寒是個很重要的指標，如果這天吹的是冷冽的北風，則代表翌年的農作物會豐收；反之，倘若吹的是暖暖的南風，那麼農民恐怕得失望了，代表著來年的農作物歉收的機率較大。

此外，本該是乾燥的大寒節氣，假設下起了陣陣細雨，那麼隔年的天氣將不怎麼正常，恐怕會打亂了原定的農耕計畫。

大寒是全年最後的一個節氣，走至尾聲，多少帶有「舊去新來」、「承先啟後」的況味。時序已接近新春，因此民眾忙著辦年貨、醃年菜、大掃除，透過林林總總除舊佈新的活動，準備迎接一個豐盛的好新年。

🍊 常見疾病

麻痺

在人體內循環的血液，越是溫熱則流動越順暢，越是寒冷者則越容易停滯，所謂血遇寒則凝，遇上寒冷的冬季，外在溫度低下，再加上機體活動少，更會加重血凝的症狀，導致四肢末梢容易出現麻痺的感覺。

肥胖

相對於春、夏、秋季，冬天的胃口一般來說較好，不知不覺間，人們容易攝入比平常更多的熱量，外加身體熱量的消耗較少，囤積脂肪變得更加容易。此外，有層層厚重衣物的遮掩，有些人對身上長了多少肉毫不知情，總在氣候回暖之後，才知道自己胖了多少。經過統計出來的平均值，冬天過後，發胖 5 公斤左右皆是常見現象。

🧅 飲食原則

寒冷的冬季接近尾聲，立春即將到來，所以氣候不僅寒冷，還開始產生風熱，所以此時的養生原則與初冬不同。

建議開始由大補轉向溫補，慢慢減少上火補品的攝取。

活血化瘀

天寒地凍的大寒時節，最忌諱的就是血管不暢通，唯恐高血壓、心臟病、中風、猝死找上門來；為了預防血氣淤塞、循環受阻，可以從飲食上開始調理。

多吃活血養血、化瘀散結、疏通經絡的食物，例如：洋蔥、黑木耳、生薑、紅糖……等等，都有助於活洛血氣。

吃火鍋，愛注意

台灣人愛吃火鍋，一年四季皆可吃鍋，街頭巷尾的火鍋店林立，正好成了冬季節氣中消除寒意的絕佳場所。

需要特別注意的是，在火鍋料裡面，其實有很多種都屬於高普林、高蛋白、高脂肪的食品，在享食的過程中，往往會在無意間攝取過多這些食材，進而造成人體的負擔，誘發慢性病的發作。

🧅 生活起居

大寒應該固腎、補腎、益腎，經常活動腰部，可使得腰部的氣血順暢，進而補充腎氣；或者佐以腰部的簡易固腎氣按摩（將雙手互相摩擦生熱，分別置放在兩側腰部，往下滑數十次，感覺皮膚產生熱感）；此外，每天適當拍打一下後背的「腎俞穴位」、「命門穴位」，也可以達到益腎的效用。

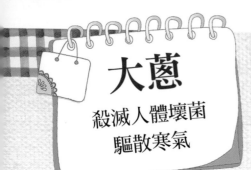

大蔥

殺滅人體壞菌 驅散寒氣

大蔥什麼節氣吃最好？

冬至 | 小寒 | 尚好 大寒

大蔥散寒通陽，適合冬至、小寒和大寒時節食用。

寶島產地：雲林、宜蘭為主要產區。
寶島產季：一年四季生產。
挑選祕訣：表面有天然蠟者佳。
四氣五味：性溫，味辛，無毒。

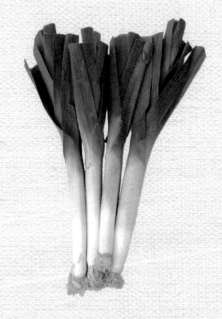

　　大蔥不僅可作調味之品，而且能殺菌解毒，可謂佳蔬良藥。它可以發散風寒，可以讓身體暖起來，寒冬多吃大蔥，能明顯的殺滅細菌、病毒，還能有效刺激性慾，降低膽固醇的堆積，通陽活血、解毒。

　　大蔥的揮發油和辣素，能祛除腥膻等油膩厚味菜肴中的異味，產生特殊香氣，刺激胃液的分泌，有助於食慾的增進，與含維生素 B_1 的食物一起攝取時，會促進食物的澱粉及糖質變為熱量，可以緩解疲勞。

　　如果與蘑菇同食可以舒張小血管，促進血液循環，防止血壓升高所致的頭暈，使大腦保持靈活，並預防老年癡呆症的發生。

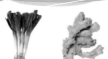 大蔥＋生薑	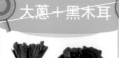 大蔥＋黑木耳	✖ 大蔥＋豆腐	✖ 大蔥＋蜂蜜
大蔥與生薑加在一塊兒，能夠治療感冒，緩解疲勞。	黑木耳、大蔥都能淨化血液，可預防血栓的形成。	大蔥中的草酸與豆腐中的鈣結合生成不溶性的草酸鈣。	蜂蜜搭配著大蔥一起進食，會引發中毒，腹瀉、腹痛。

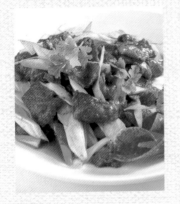

時令 Recipe

蔥爆羊肉

材料

羊肉	300g	白醋	適量
大蒜	4 瓣	香油	適量
青蔥	15 段	砂糖	適量
洋蔥	1/2 顆	醬油	適量
麵粉	適量		

作法

1 羊肉用醬油和麵粉抓拌，醃製大約 10 分鐘。

2 在炒鍋中加油，爆炒洋蔥（切片）、羊肉 1 分鐘。

3 加入蔥段，炒約 2 分鐘，直到飄出香味。

4 調入白醋、香油、砂糖收尾即可。

營養師 *point*

常見的家常菜蔥爆羊肉，多吃可以補陽補虛，壯腰健腎；尤其適合體弱多病和病後康復者食用。

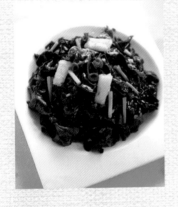

時令 Recipe

蔥爆木耳

材料

黑木耳	適量	醬油	10g
青蔥	100g	麵粉	10g
鹽巴	4g		

作法

1 先將黑木耳洗乾淨，泡水一陣；放入滾水中汆燙熟。

2 另取一鍋，鍋中倒入少許油，放入蔥絲炒出香味。

3 加入已經燙好的黑木耳，翻炒幾下。

4 放進醬油和少許鹽巴，出鍋前淋入麵粉水勾芡即可。

營養師 *point*

蔥爆木耳滋陰、壯陽，養心潤燥；所以，適合高血壓、冠心病及老年人。

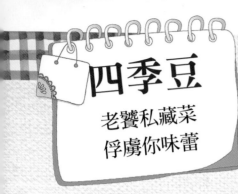

四季豆
老饕私藏菜
俘虜你味蕾

四季豆什麼節氣吃最好？

小寒｜尚好→大寒

四季豆益腎補元氣，適合小寒和大寒時節食用。

寶島產地：台中、高雄、屏東。
寶島產季：11～5月。
挑選祕訣：豆莢細膩翠綠，滋潤感佳。
四氣五味：性溫，味甘，無毒

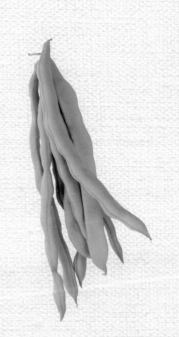

　　四季豆中的皂甙類物質能降低脂肪的吸收，促進脂肪代謝；而膳食纖維則加快食物通過腸道的時間，因此，四季豆是減肥者的理想食品。

　　四季豆是低脂、高鉀、高鎂、低鈉食品，尤其適合心臟病、動脈硬化、高血脂、低血鉀症和忌鹽者食用；其所含尿素酶對肝昏迷有效；所含球蛋白提高人體的免疫能力，刺激骨髓的造血功能，增強患者的抗感染能力，誘導成骨細胞增殖，促進骨折癒合。

　　四季豆雖然營養豐富，但生食有毒，會導致腹瀉、嘔吐、頭暈目眩、四肢麻木等中毒症狀，因此四季豆必須煮熟煮透，才能食用。

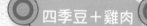 四季豆＋雞肉　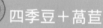 四季豆＋豬肉　四季豆＋豬蹄　四季豆＋萵苣

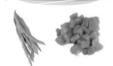

吃四季豆的時候，選擇雞肉作搭配，營養價值滿分。

豬肉與四季豆是能夠滋陰潤燥，溫陽益腎的好搭檔。

此兩種食材相輔相成，有潤發明目、美容潤膚的功效。

希望降低膽固醇、清潔腸胃、利尿止瀉，可一起吃。

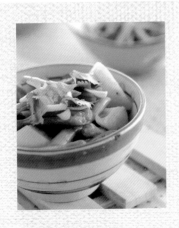

土豆燉扁豆

········ 材料 ········

馬鈴薯	300g	青蔥	適量
四季豆	200g	生薑	適量
鹽巴	適量	大蒜	適量
醬油	適量		

營養師 *point*

馬鈴薯和四季豆一起煮食，益氣生津，潤腸通便，一般體質者均可食用。

········ 作法 ········

1 馬鈴薯切條；四季豆切段；蔥、薑、蒜切碎粒。

2 在油鍋中放入馬鈴薯，炸至大約3成熟，接著放入蔥末、薑末、蒜末和四季豆，炒煮大約3分鐘。

3 倒進水，放入醬油、鹽巴來調味，用中火燒煮大約7分鐘左右，最後幾秒，再轉成大火來收汁。

4 迅速地翻炒，盛盤，撒上蒜末即可。

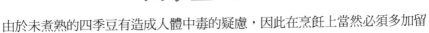

四季豆的祕密

　　由於未煮熟的四季豆有造成人體中毒的疑慮，因此在烹飪上當然必須多加留意；炒菜時，我們該如何判斷四季豆究竟煮熟了沒呢？

　　營養師建議，作任何四季豆料理的時候，都可以將四季豆放入沸水中汆燙之後，燙過再炒，如此能預防四季豆煮不熟，不僅如此，汆燙時加點鹽巴的烹調小撇步，還能夠有效地保留下四季豆的原始翠綠色澤。

　　烹煮四季豆料理，起鍋前，記得先挑起一根，吃吃看，確認是否還存有豆腥味，經過試吃，如果味道沒有問題，就可以安心盛盤了。

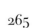

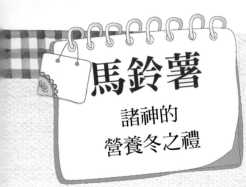

馬鈴薯
諸神的
營養冬之禮

馬鈴薯什麼節氣吃最好？

冬至 | 小寒 | 尚好 ‧ 大寒

馬鈴薯益氣生津，適合冬至和小寒、大寒時節。

寶島產地：台中、雲林、嘉義。
寶島產季：12 ～ 3 月。
挑選祕訣：未發芽，表皮光滑。
四氣五味：性平，味甘，無毒。

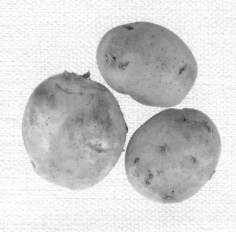

馬鈴薯營養全面，含有穀類糧食所沒有的胡蘿蔔素和抗壞血酸，富含 B 族維生素及豐富的膳食纖維，可蔬可穀，被醫界譽為一種「十全十美的食物」。

食用馬鈴薯後，胃腸對馬鈴薯的吸收較慢，容易產生飽腹感，並且使得胃腸蠕動加快，能帶走消化道的一些油脂和垃圾，具有通便、排毒作用。

同時，馬鈴薯幾乎不含脂肪，因此適合肥胖者食用，有降脂減肥之功效。除此之外，馬鈴薯甘平無毒，能健脾和胃，益氣調中，緩急止痛，對脾胃虛弱、消化不良、腸胃不和、脘腹作痛、大便不暢效果顯著，是胃病患者和心臟病患者的保健佳品。

◎ 馬鈴薯＋薑	✕ 馬鈴薯＋香蕉	✕ 馬鈴薯＋番茄	✕ 馬鈴薯＋柿子
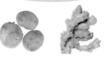			
烹調馬鈴薯的時候，加上一些薑，祛風防寒又暖胃。	如果馬鈴薯與香蕉一同進食，容易加深臉部的雀斑。	番茄與馬鈴薯盡量避開共食，會導致沒胃口、消化差。	柿子不宜與馬鈴薯搭配，因為會導致胃脹氣、胃結石。

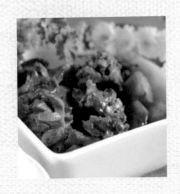

時令 Recipe

雞胗燉馬鈴薯

•••••••• 材料 ••••••••

馬鈴薯	300g	青蔥	適量
雞胗	200g	生薑	適量
鹽巴	適量	醬油	適量
米酒	適量	香油	適量
白糖	適量		

營養師 *point*

雞胗燉馬鈴薯是一道健康
的好料理，具有防癌、抗
癌、延緩衰老、消食健胃、
澀精止遺的作用。

•••••••• 作法 ••••••••

1 首先把雞胗清洗乾淨，放入高壓鍋，加適量清水。

2 加入醬油、鹽巴、米酒、白糖……等調味料，再放
進事先切好的青蔥末、生薑末各少許。

3 把蓋子蓋上，煮約 3 分鐘，掀蓋，把馬鈴薯放入。

4 用小火將馬鈴薯燉熟，大火收汁，加點香油即可。

馬鈴薯的祕密

　　削馬鈴薯皮，其實是一件費時的事情，如果煮單人份的餐，也許還不會覺得
如此耗費時間，假若今天煮的是多人份的餐點，一顆一顆削皮，的確是會浪費家
庭主婦不少時間。既然如此，有沒有快速去掉馬鈴薯皮的方法呢？

　　當然是有的，只要將馬鈴薯連皮放到剛煮沸的 100 度熱水中，靜置個幾秒鐘，
接著，撈出燙燙的馬鈴薯，改放進 10 度的冷水裡，只要等待大約 1 分鐘，將馬
鈴薯取出，輕輕地用手一滑，馬鈴薯皮就可以完整地被脫掉了。如此簡單
易學的廚房小撇步，卻可以節省下烹飪的時間，從今天起，除了親手實
驗，也希望讀者廣為分享！

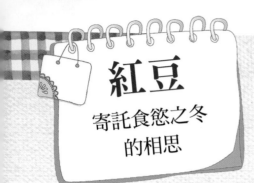

紅豆
寄託食慾之冬的相思

紅豆什麼節氣吃最好？

尚好 大寒

紅豆可以健脾祛濕，最適合大寒時節煮湯食用。

寶島產地：屏東萬丹。
寶島產季：12 ～ 2 月。
挑選祕訣：顆粒圓潤，無皺紋。
四氣五味：性平，味甘酸，無毒。

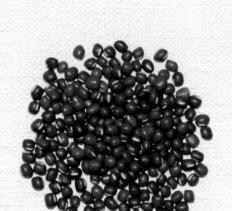

　　紅豆含有結晶性皂苷，對金黃色葡萄球菌、福氏痢疾桿菌、傷寒桿菌有明顯的抑制作用。

　　浸水後，搗爛外敷，能醫治粉刺和腫毒。

　　在《朱氏集驗方》有記載：「宋仁宗在東宮時，患腮腺炎，取小豆七十粒為末，敷之而愈。……此藥治一切癰疽瘡疥及赤腫，不拘善惡，但水調塗之，無不癒者。但其性黏，乾則難揭，入苧根末即不粘。」紅豆殺菌消毒的作用由此可見一斑。

　　除此之外，紅豆還有通乳的功效。陳自明《婦人良方》記載：「一個婦人產後七日，無乳汁，服藥無效。偶爾得到赤小豆，拿它煮粥，當夜即下乳汁。」

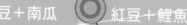

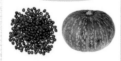紅豆＋南瓜	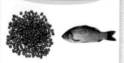紅豆＋鯉魚	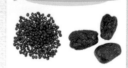紅豆＋紅棗	紅豆＋羊肝
若想要保養膚質、健美潤膚，可以多吃紅豆加南瓜。	鯉魚與紅豆都是利水、消腫的代表食材，可同餐進食。	這兩種紅色食品搭配，可以補益心脾，利水消腫。	羊肝是一種不宜與紅豆共食之食物，易發生人體中毒。

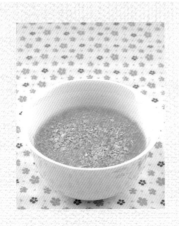

紅豆燕麥粥

材料

紅豆	10g	冰糖	15g
燕麥片	10g	枸杞	5g

作法

1. 紅豆清洗乾淨,放入鍋中,浸泡 3 小時備用。
2. 在紅豆中加 1000cc 的水煮開,轉小火煮至半開狀。
3. 最後,我們放入燕麥片,繼續熬煮成稠狀即可。
4. 食用前,加入少許枸杞和冰糖,增加攝取營養素。

營養師 point

紅豆與燕麥都是健脾益氣的好食材,兩者共熬煮成料理,適合一般人食用。

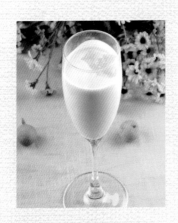

紅豆優酪乳

材料

紅豆	50g	優酪乳	適量
香蕉	15g	冰糖	適量
蜂蜜	適量		

作法

1. 將紅豆用清水洗淨之後,再用清水浸泡過夜。
2. 紅豆泡開之後,入鍋煮至豆子軟爛,備用。
3. 把香蕉去皮,量取需要的量,搗軟,備用。
4. 紅豆、香蕉、蜂蜜、優酪乳放入果汁機攪拌上大約 2 分鐘的時間,並且加入適量的冰糖調味即完成。

營養師 point

紅豆優酪乳可以清熱、解毒、通便,對於愛美的女性來說,是一大福音,尤其適合美容健體用。

埋頭苦幹無人問，一書成名天下知！

為什麼你這輩子至少要出一本書？

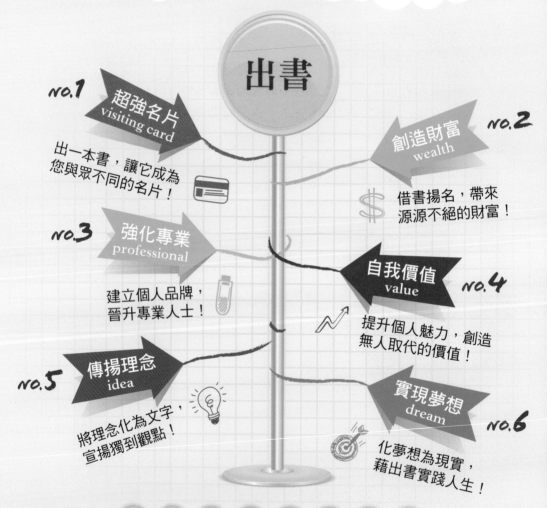

出書

NO.1 超強名片
visiting card

出一本書，讓它成為
您與眾不同的名片！

NO.2 創造財富
wealth

借書揚名，帶來
源源不絕的財富！

NO.3 強化專業
professional

建立個人品牌，
晉升專業人士！

自我價值
value **NO.4**

提升個人魅力，創造
無人取代的價值！

傳揚理念
idea **NO.5**

將理念化為文字，
宣揚獨到觀點！

NO.6 實現夢想
dream

化夢想為現實，
藉出書實踐人生！

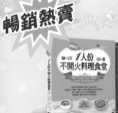
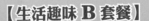

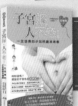
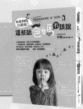
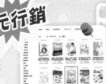
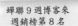
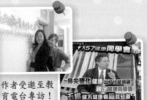

國家圖書館出版品預行編目資料

順四季、顧五臟！24節氣挑食養生法／李錦秋 編著.
-- 初版 -- 新北市中和區：活泉書坊 2017.01　面；公分.
--（健康新亮點 30）
ISBN 978-986-271-729-5（平裝）

1. 食療　2. 食譜　3. 養生

418.91　　　　　　　　　　　　　　　105018531

活泉書坊

順四季、顧五臟！
24節氣挑食養生法

出 版 者 ▓ 活泉書坊

作　　者 ▓ 李錦秋　　　　　　文字編輯 ▓ 蕭珮芸

總 編 輯 ▓ 歐綾纖　　　　　　美術設計 ▓ 吳佩真

郵撥帳號 ▓ 50017206 采舍國際有限公司（郵撥購買，請另付一成郵資）

台灣出版中心 ▓ 新北市中和區中山路2段366巷10號10樓

電　　話 ▓ （02）2248-7896　　傳　　真 ▓ （02）2248-7758

物流中心 ▓ 新北市中和區中山路2段366巷10號3樓

電　　話 ▓ （02）8245-8786　　傳　　真 ▓ （02）8245-8718

I S B N ▓ 978-986-271-729-5

出版日期 ▓ 2017年元月

全球華文市場總代理／采舍國際

地　　址 ▓ 新北市中和區中山路2段366巷10號3樓

電　　話 ▓ （02）8245-8786　　傳　　真 ▓ （02）8245-8718

新絲路網路書店

地　　址 ▓ 新北市中和區中山路2段366巷10號10樓

網　　址 ▓ www.silkbook.com

電　　話 ▓ （02）8245-9896　　傳　　真 ▓ （02）8245-8819

本書全程採減碳印製流程並使用優質中性紙（Acid & Alkali Free）最符環保需求。

線上總代理 ▓ 全球華文聯合出版平台

主題討論區 ▓ http://www.silkbook.com/bookclub　　● 新絲路讀書會

紙本書平台 ▓ http://www.silkbook.com　　　　　　● 新絲路網路書店

電子書下載 ▓ http://www.book4u.com.tw　　　　　● 電子書中心(Acrobat Reader)

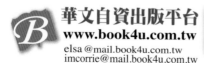

華文自資出版平台
www.book4u.com.tw
elsa@mail.book4u.com.tw
imcorrie@mail.book4u.com.tw

全球最大的華文圖書自費出版中心
專業客製化自資出版・發行通路全國最強！

小知識 為什麼24節氣的日期會變？

由於二十四節氣是老祖先流傳下來的古老觀念，因此很多人都會誤以為它是依農曆訂的，實際上，老祖先使用的農曆，以月亮為週期，它和太陽的運動沒有任何關係，其實二十四節氣是根據國曆而劃定的。

二十四節氣反映了太陽的運動，所以在陽曆中它們的日期是相對固定的，因著地球運行快慢不均，在近日點附近公轉運行較快、遠日點附近運行較慢……等因素，節氣的日期在不同年份會出現前後1～2天的差異。

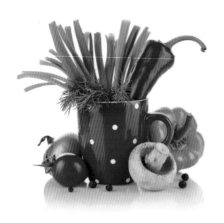

枸杞銀耳羹
降低血壓與血脂

酸甜櫻桃醬
防治缺鐵性貧血

皇帝豆粥
鞏固活力補元陽

蒜薑炒豬肝
緩解疲勞護眼睛

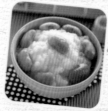

春

冬

夏

秋

跟著季節來掌廚，廚房裡也有四季！
165道時令鮮食菜單，
用簡單步驟做出健康季節味！

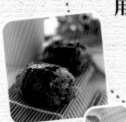

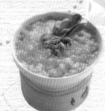

紫米甜飯糰
增強機體抗病能力

香菜冬瓜
消除水腫去暑熱

葵花子黑豆漿
健腦益智照顧老人

玉米青菜粥
降低血膽固醇濃度

華文聯合出版平台www.book4u.com.tw

定價NT/350元

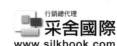
活泉書坊

行銷總代理

采舍國際
www.silkbook.com

ISBN 978-986-271-729-5
00350

9 789862 717295